白隠禅師の気功健康法

——新呼吸法「時空」実践のすすめ

医学博士
帯津良一

まえがき

医療気功二十六年の経験のなかで、わかってきたことはただ一つ。気功とは生きながらにして生と死を統合するための方法論であるということです。

生と死の統合とは虚空《こくう》と一体となること。虚空と一体となるとは、まさに白隠さんの「虚空に先《さきだ》つて死せず、虚空に後《おく》れて生ぜざる底の」真法身《しんほっしん》を体得することにほかなりません。

とすると、虚空と一体となることを全面に打ち出した功法が一つくらいあってもいいのではないかと考案したのが〝新呼吸法「時空《じくう》」〟です。

考案以来十有余年、今では川越の養生塾をはじめ、長野、群馬、四万十、湯布院、沖縄、宮古島などの養生塾で、さらには朝日カルチャーセンター、静岡のSBS学苑など全国各地でおこなわれるようになってきました。

こうして〝新呼吸法「時空」〟が弘まっていくにつれ、当然のことながら、DVDを求める声が高まってきましたが、今回はからずも佼成出版社の企画で、これに応えることができました。ほっと胸を撫で下ろしているところです。

さらに嬉しいのは白隠さんとの再会です。白隠さんは、なんといっても、私のホリスティック医学の原点です。そのうえ、白隠さんは虚空についての元祖です。白隠さんなくして、虚空を語ることはできません。

本書では、あらためて白隠さんと〝新呼吸法「時空」〟を俎上《そじょう》にのせ、気功について、ホリスティック医学について、そして虚空の大いなるいのちについて存分に語ることができました。これ以上の喜びはありません。

最後になりましたが、この喜びの機会を与えてくださった佼成出版社編集部の根岸宏典さんに心から感謝の念を捧げたいと思います。ありがとうございました。

二〇〇八年七月

帯津良一

白隠禅師の気功健康法

——新呼吸法「時空」実践のすすめ

目次

第二部

白隠さんとの出会いからホリスティック医学の歩みへ

第六章　ホリスティック医学と白隠さん——予感と直観の世界——

序章　白隠さんの〝場〟

白隠《はくいん》さんを書くにあたって、まずは白隠さんの〝場〟に身を置いてみようと思いました。白隠さんの〝場〟といえば、その第一は静岡県は原《はら》の松蔭寺《しょういんじ》です。元禄十二年二月十五日、十五歳の白隠が出家得度《しゅつけとくど》し、幼名岩次郎から慧《え》鶴《かく》に名をあらためた寺です。

それから、しばらくは諸国を行脚《あんぎゃ》しながらの修行の時代です。越後高田の英巌《えいがん》寺《じ》の性徹《せいてつ》和尚のもとでの修行が二十四歳。そのあと有名な信州飯山《いいやま》の正受老人《しょうじゅろうじん》道鏡慧端《きょうえたん》のもとで厳しく鍛えられ、さらに禅病と肺結核という病を得て、これを克服するために京都は白河《しらかわ》の山中に白幽《はくゆう》仙人を尋《たず》ねるのが二十六歳のときと伝えられます。

そして白幽仙人から授かった「内観《ないかん》の法」によって見事に健康を取り戻した慧鶴は三十四歳のとき、松蔭寺五代目の住職となって、初めて白隠を称したといわれています。

その後、四十二歳のとき、正受老人から得た悟りを見事に完成し、それから四十二年間、後進の指導、臨済《りんざい》宗の、ひいては禅宗の興隆に力を尽くし、八十四歳にて入寂《にゅうじゃく》。現在も松蔭寺の墓地に眠っています。

というわけで、白隠さんについて、少しでもまとまったものを書こうとすれば、どうしても松蔭寺を訪れなければならないのです。以前訪れたことは一回だけあります。寺の佇《たたず》まいはかなり正しく憶えていました。ただ時期がどうも、いまひとつはっきりしません。

実は昭和四十八年から約三年間、原から少し西へ下った蒲原《かんばら》という町にあった共立蒲原総合病院に勤務していたことがあります。このあと東京都立駒込《こまごめ》病院に移るわけですが、その直前、蒲原の地を去るにあたっての感慨を胸に松蔭寺を訪れたとばかり、これまで思い込んでいたのですが、これがどうも怪しいのです。

なぜかというと、私が調和道丹田《ちょうわどうたんでん》呼吸法の道に足を踏み入れたのは駒込病院に移ってからです。白隠さんとの縁は調和道丹田呼吸法を通じてであるという思い込みもまた私のなかにあります。すると蒲原病院時代は白隠さんとの接点はないことになります。接点がないのに、わざわざ蒲原を去るにあたって、地元でもない松蔭寺を訪れるでしょうか。これが疑問といえば疑問なのです。

それはそれとして、ここであらためて松蔭寺を訪れなければならないという思いから、最近、急速に親交を深めている静岡新聞社のKさんに便宜をはかってくれるようにお願いしました。さっそく返事が来て、四月二十九日に松蔭寺の宝物館の虫干しがあるので、これを観にいかないかといいます。主として白隠さんの自筆による書画を宝物館から出して本堂に飾り、空気を当てようというのでしょう。しかも一般に公開するといいます。

Kさんと、その友人のMさんにカメラマンのTさん。出版社編集部のNさん、それに私の一行五人、三島《みしま》駅の西口で落ち合いました。もちろん私も含めて、皆さん、小学校の遠足さながらに浮きうきしています。しかも、大雨の前日とは打って変わって、雲一つない抜けるような青空です。その青空に真っ白な雪をいただいた富士山がくっきりと映えています。本当に真っ白に輝いているのです。古い雪ではありません。最近降ったものに違いありません。昨今の変わりやすい気候を考えればあり得ることです。

車の運転はカメラマンのTさん。その車に乗る前に、その日の日程表を手渡されました。まずは松蔭寺、八畳石、赤野《あけの》観音堂《かんのんどう》と巡って、三島の龍澤寺《りゅうたくじ》、最後はうなぎの桜屋《さくらや》で一杯となっています。いい日程です。何も不足はありません。

私の記憶のなかに在る松蔭寺がそこにありました。もちろん大まかな印象であって細部は初めて観る思いです。独特な瓦《かわら》を乗せた正門に入って左方向にある、背の高い松の木ははっきり憶えていました。その高い松の木のてっぺんに近い板と枝の分かれ目のところに、仰ぎ見て、やっと認める程度ですが、擂鉢《すりばち》が、ちょうど編み笠を伏せたように置かれています。

これは、この松の木がまだ若い頃、台風のために枝折れしたのを白隠さんが憐れみ、備前池田侯から拝領した擂鉢を乗せたところ、長い年月を経て大木と化したために、手の届かない、はるか彼方に行ってしまったといわれています。

本堂には所狭しと白隠さん筆による書画が掛けてあります。そして、私たちと同じように虫干しを目当ての善男善女で賑わいを見せていました。書画はいずれも、いつかどこかでお目にかかったような馴染みのあるものがほとんどでしたが、私の好きな「すたすた坊主」を見つけて、ああ、来た甲斐《かい》があったなと、うれしくなりました。

ただ、私が好きで馴染みのある早稲田大学會津八一記念博物館所蔵の「すたすた坊主」とは少し違うのです。右手にかかげた草花か野菜かわかりませんが、ここが明らかに異なります。きっと白隠さんも、この「すたすた坊主」が好きで何

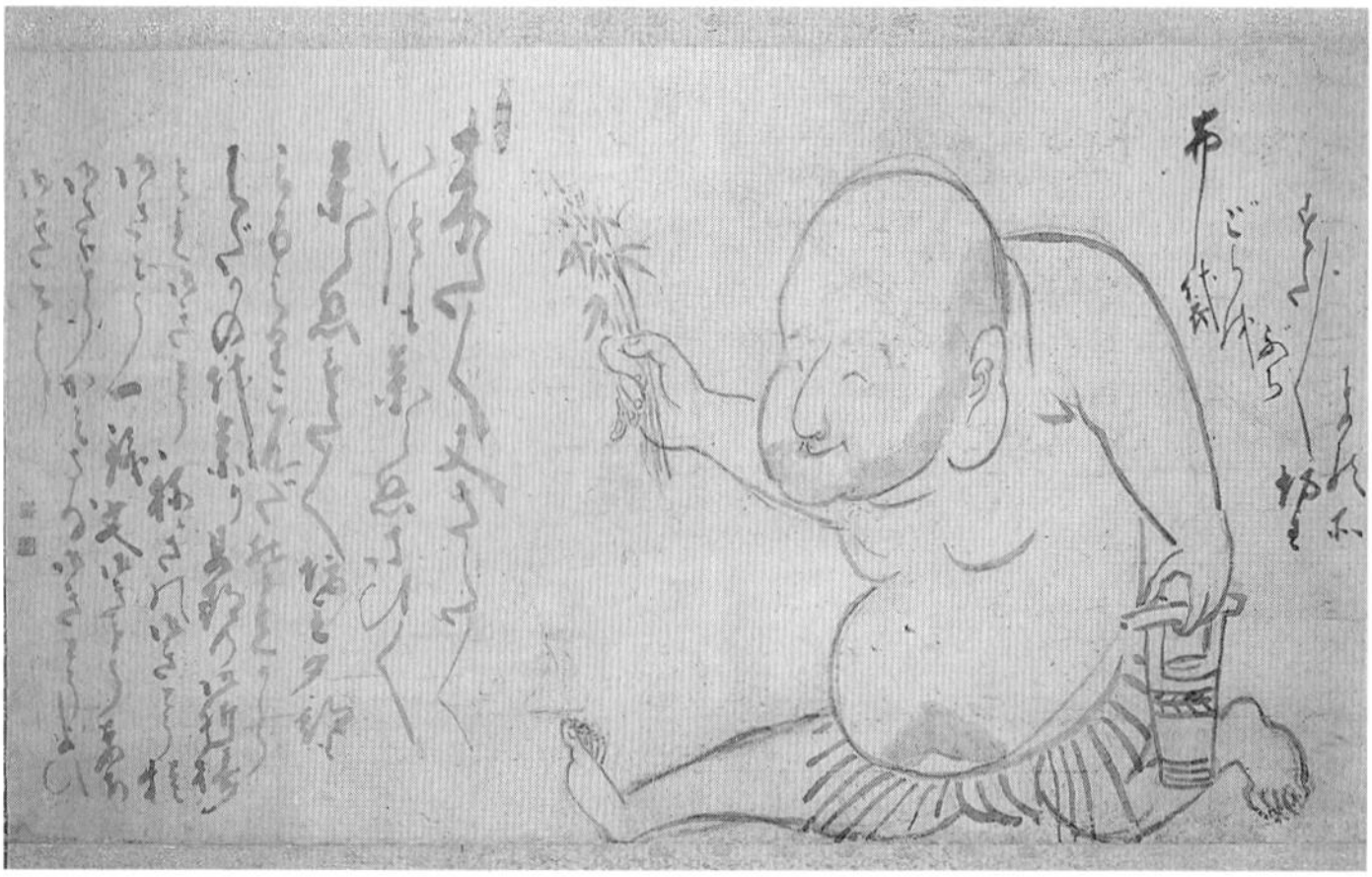
「すたすた坊主」（早稲田大学曾津八一記念博物館所蔵）

枚も画いたのではないでしょうか。
　白隠さんの真意はともかく、私の解釈はこうなのです。遠来の客が訪ねてくる。しばしお待ちくださいよと、ボロ寺の和尚さんは街に出て酒と野菜を買う。これを両手に、客人の待つ庫裏《くり》に急ぐ、その情景を描いたのが、この「すたすた坊主」であると勝手に解釈しています。上半身は裸《はだか》、お腹の突き出た、お坊さんの全身に喜びが溢れている、ここが好きなのです。
　本堂の左奥に坐禅堂、そのさらに奥にある白隠さんのお墓にお参りをして、松蔭寺をあとにしました。山道をしばらく走って、小僧時代の白隠さんが一人通って修行に励んだという「八畳石」に到着。車なら

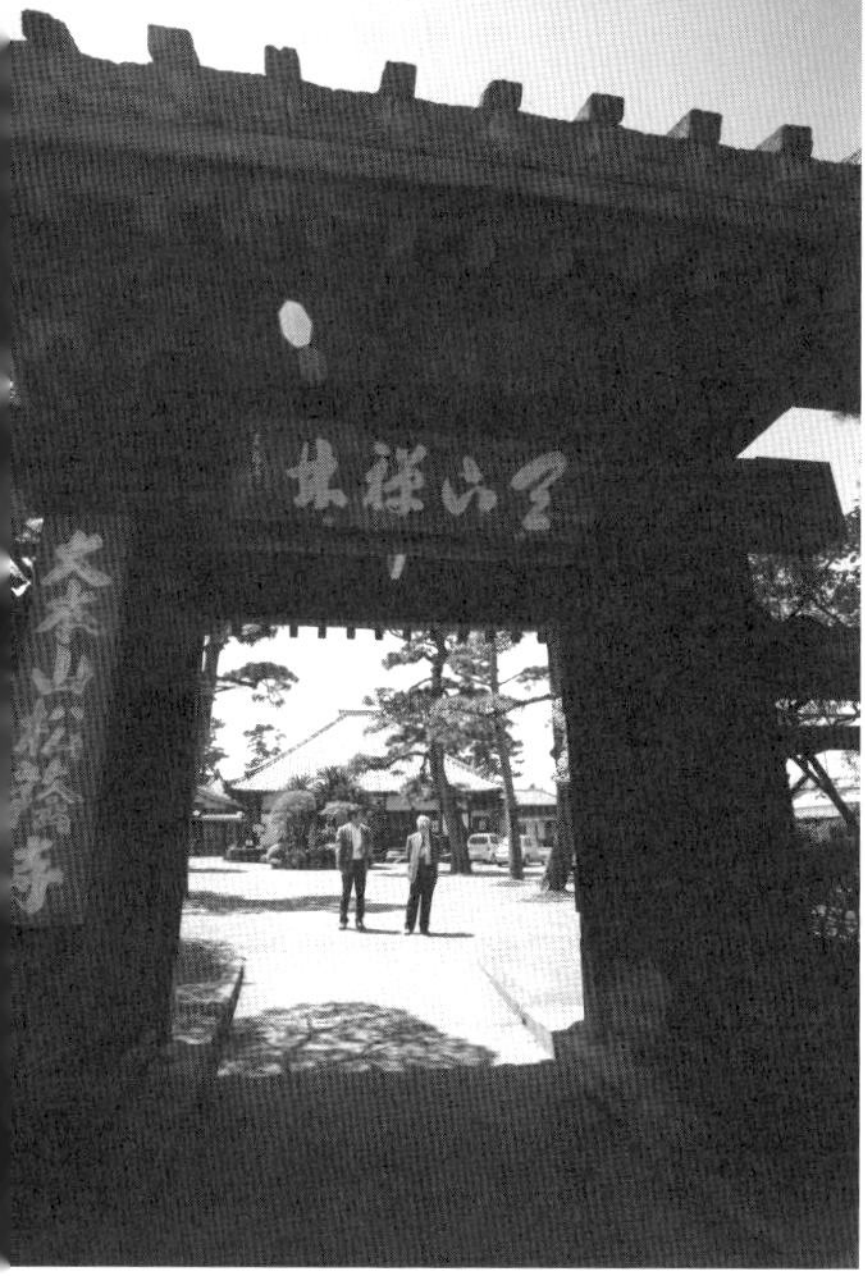

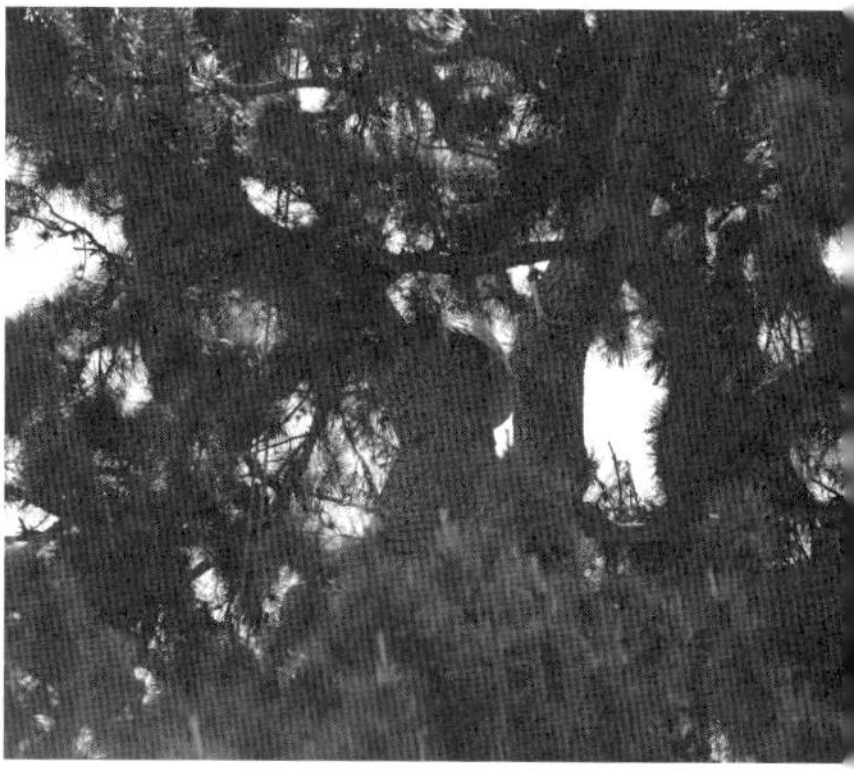

松蔭寺山門（左上）と松の擂鉢（右上）現在の鉢は、昭和 61年、白隠禅師生誕 300年を記念してかぶせ替えたもの。当初の鉢は宝物館に収められた

白隠禅師の墓所　三基あるうちの左が白隠禅師のもの

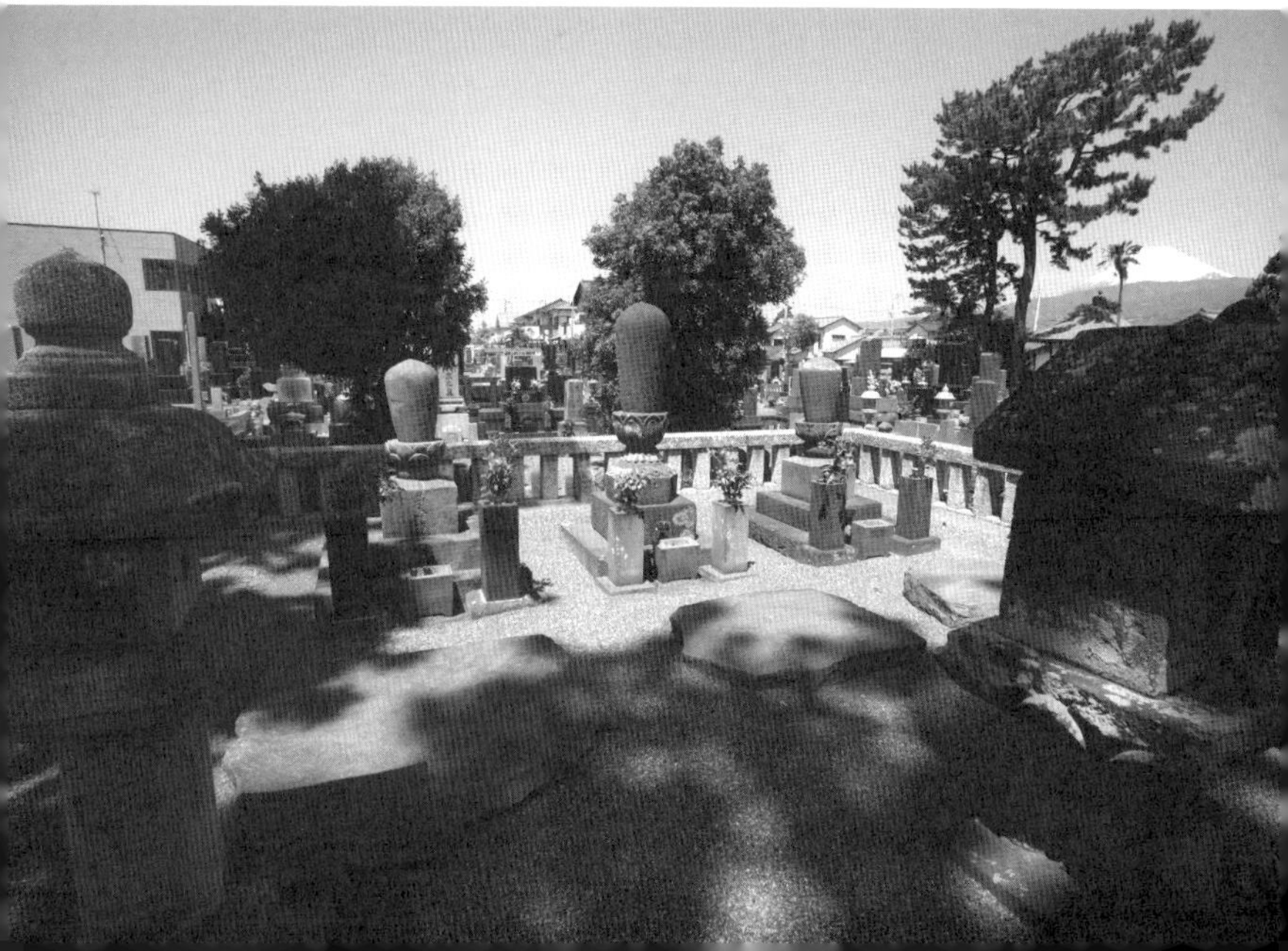

わけないが、当時のことです。歩くとなると大変だったでしょう。「はて、この山は？　そうだ、愛鷹山《あしたかやま》だ！」と思いました。若き日の井上靖が、

寒月がかかれば君を忍ぬぶかな
愛鷹山の麓に住まう

と詩《うた》った、あの愛鷹山に違いありません。

岩にやっとのことでよじ登って、かつて白隠さんが坐ったとおぼしき所に坐ってみました。前方に聳《そび》ゆる岩壁に向かって、いくぶん傾斜がかかっていて、実に坐り心地がいいのです。頭上には相変わらず澄みわたる青空が広がり、まさに虚《こ》空《くう》を感じさせてくれます。若き日の白隠さんも、ここで初めて虚空を意識したのではないでしょうか。

そして、のちに「虚《こ》空《くう》に先《さき》だって死せず、虚空に後《おく》れて生ぜざる底《てい》の不《ふ》退堅固《たいけんご》の真法身《しんほっしん》を打殺《たせつ》し、金剛不壊《こんごうふえ》の大仙身《だいせんしん》を成就《じょうじゅ》せんにはと」と考えたのではないでしょうか。

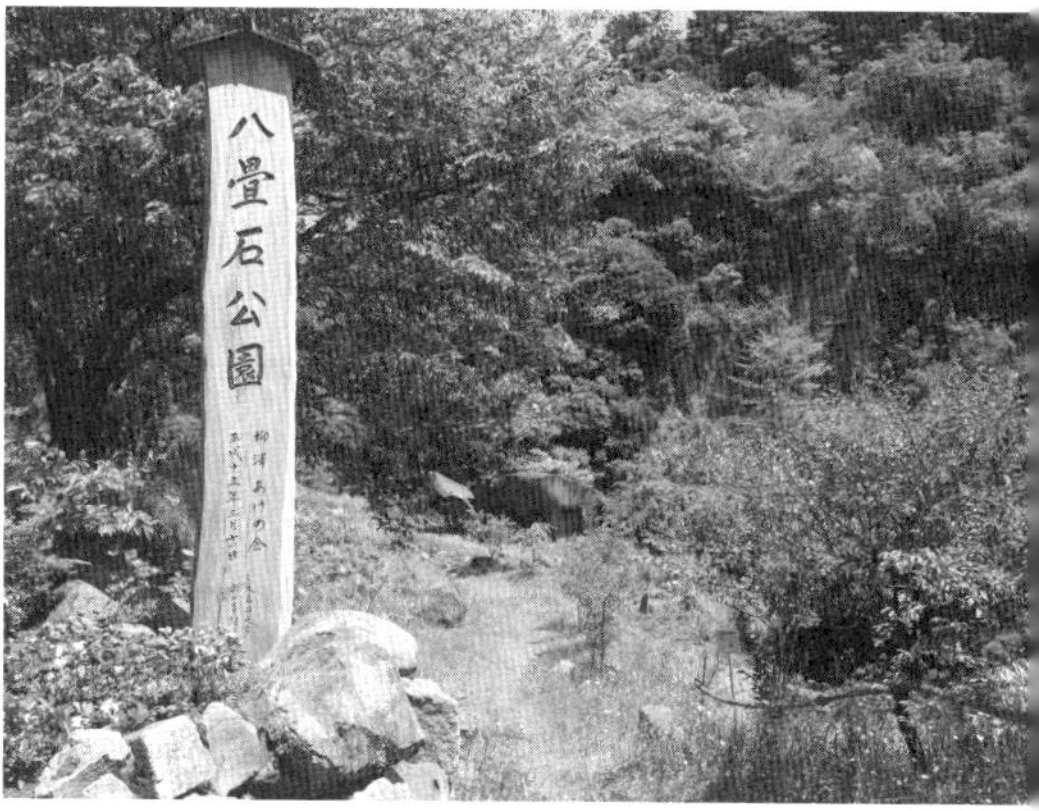

八畳石公園（沼津市柳沢）

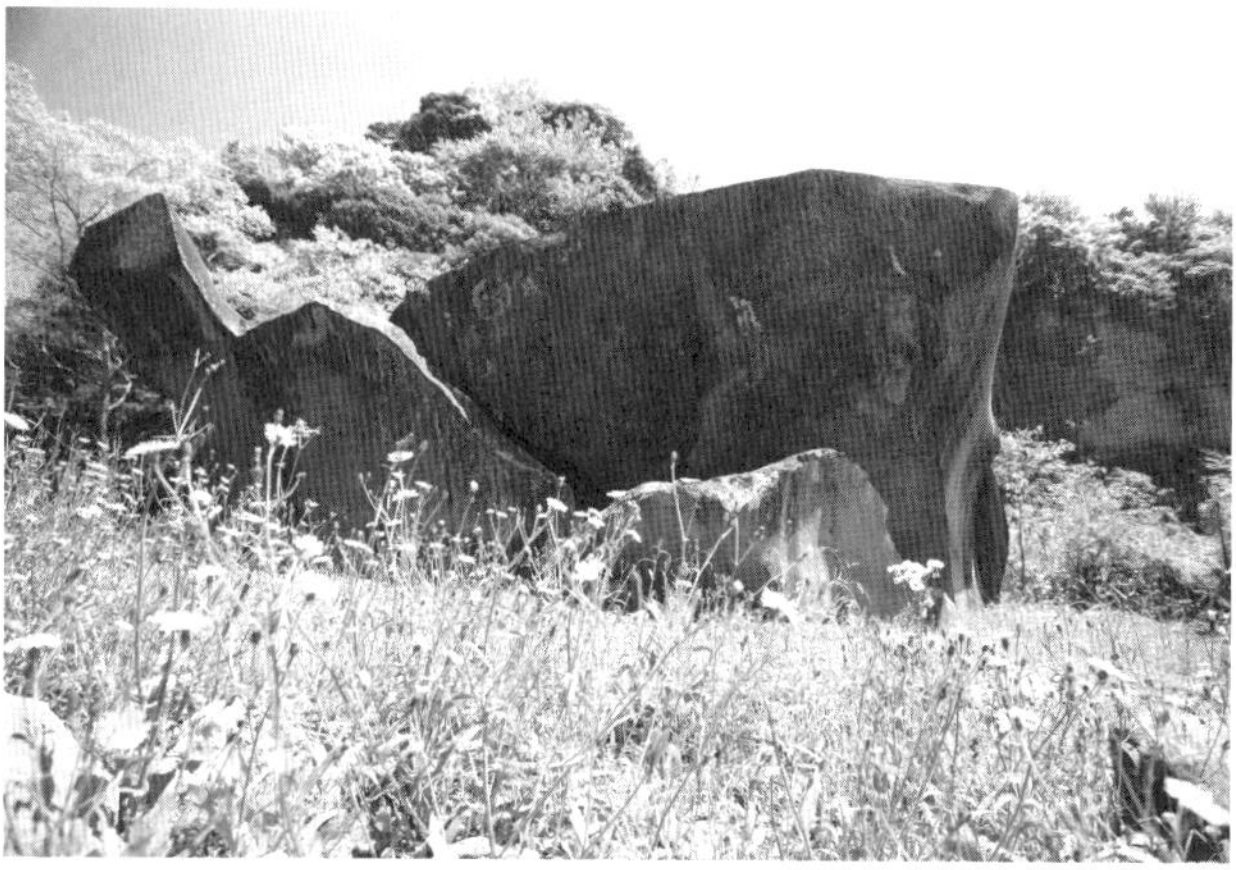

白隠禅師が修行したと伝えられる八畳石

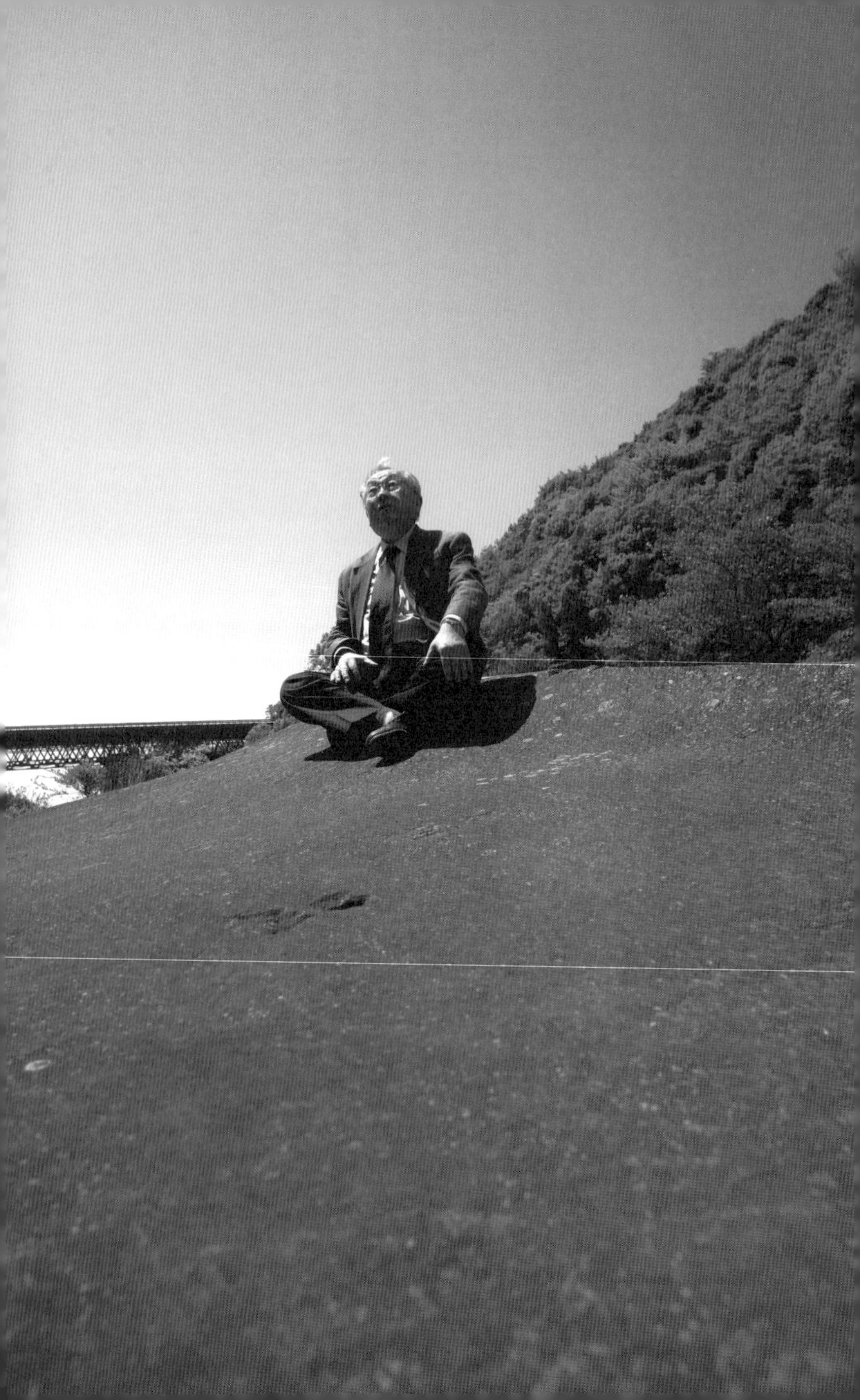

さらに、山道を走って赤野観音堂へ。鬱蒼《うっそう》とした木立ちに囲まれた昼なお暗き空間に観音堂は静《しず》まり返っていました。そして、その空間のところどころに曰《いわ》く有りげな、苔《こけ》むした石灯籠《いしどうろう》が立っていて、昔、日曜日の夕方やっていた「隠密剣《おんみつけん》士《し》」を思い出してしまいました。

それでも木立ちの日陰《かげ》から一歩日向《ひなた》に出ると、そこは明るいお茶畑でした。八十八夜を前に、お茶の葉がうす緑に柔らかく輝いています。

いずれにしても、先ほどの八畳石を中心として、白隠さんはこの辺りで一人修行に励んだと伝えられています。白隠さんの書にしても画にしても観音菩薩《ぼさつ》はたくさん描かれていますし、何よりも『延命十句観音経霊験記《えんめいじっくかんのんぎょうれいげんき》』があります。

最後は有名な三島の龍澤寺です。まだ見ぬとはいえ、このお寺さんの名はよく耳にしていました。今でも敬愛してやまない太極拳の楊名時《ようめいじ》先生がはるか昔、ここで、有名な山本玄峰《げんぽう》老師にお会いしたことがあるそうですし、私が懇意《こんい》にしている谷中《やなか》の全生庵《ぜんしょうあん》のご住職平井正修《ひらいしょうしゅう》師は先代の平井玄恭《げんきょうろうし》老師が逝かれてから、かなり長い期間、ここで修行されていました。また長い間、龍澤寺の中川宋淵《そうえん》老師が全生庵の坐禅会を指導していました。

実際の龍澤寺は、私の想像をはるかに超えたものですし、山腹に忽然《こつぜん》と現われた龍澤寺は、まるで戦国時代の難攻不落のお城のようでした。その石垣の大きくて立派なこと、その上に瓦の付いた瀟洒《しょうしゃ》な塀《へい》が巡《めぐ》っています。

寺門に入ってみて、また驚きました。静謐《せいひつ》そのもの、空気がぴーんと張り詰めています。誰もいないはずがないのに、人の気配たるやまったくありません。建物にしても庭の草木にしても質実、それでいて、この上なく清らかな感じです。塵一つ落ちていない感じです。

要するに龍澤寺の場のエネルギーが非常に高いのです。ここに住まう人々の生命場が煮えたぎっているのがわかります。

しかも、この寺をひらいたのは白隠さん七十六歳のときといいます。漱石のいう理想の大道を行き尽くして斃《たお》れるとは、まさにこの白隠さんのことだと思いました。

龍澤寺を去るときはすでに午後の一時を回っていましたが、ここで初めて空腹を覚えたものです。それまでは白隠さんの場の中で、そのエネルギーに圧倒されて、空腹感どころではなかったのでしょう。

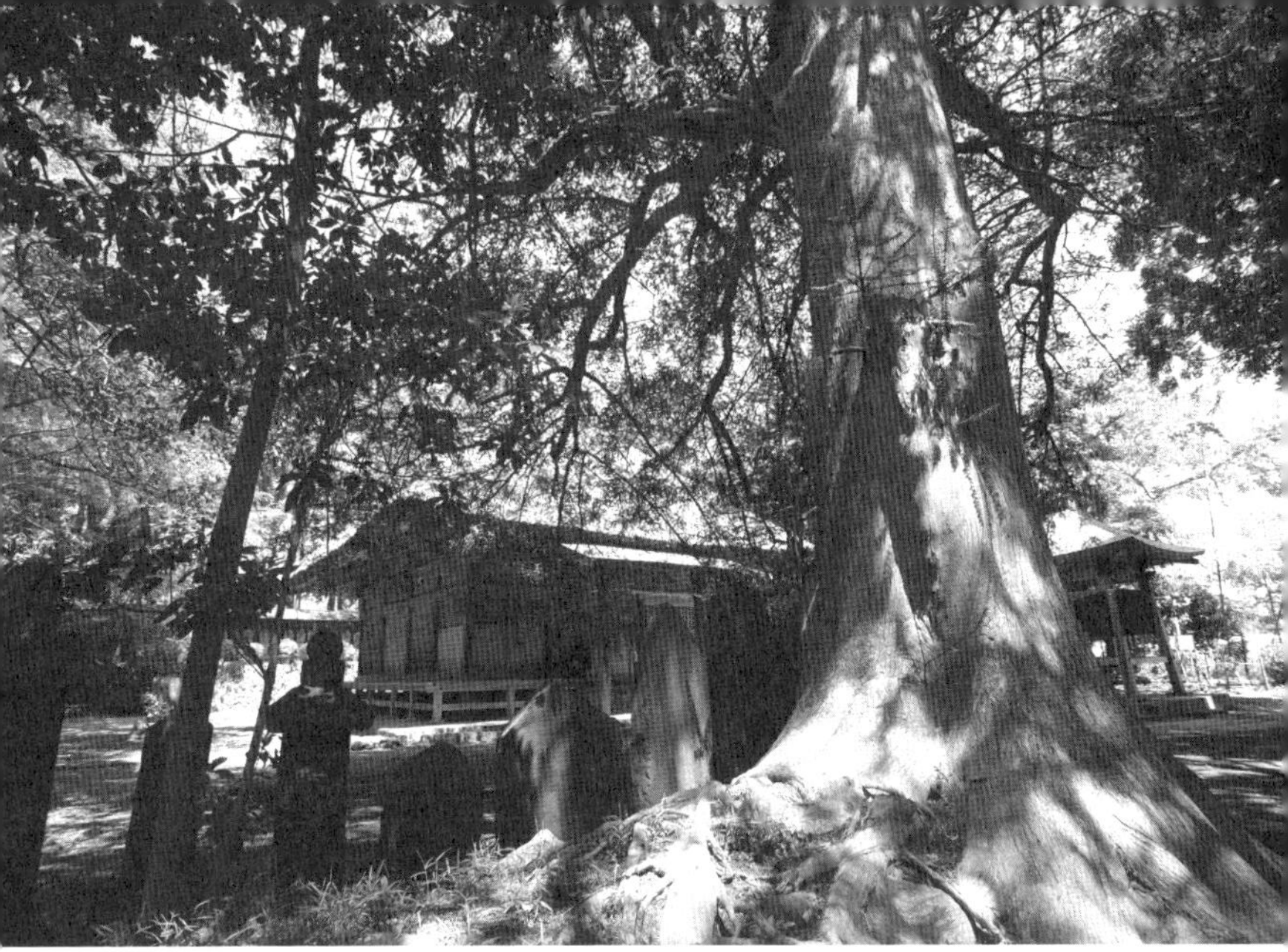

赤野観音堂　本尊は十一面観音像。境内にはカヤ、ナギの大木がある

江戸時代より駿河一国三十番札所及び横道十五番札所として知られる

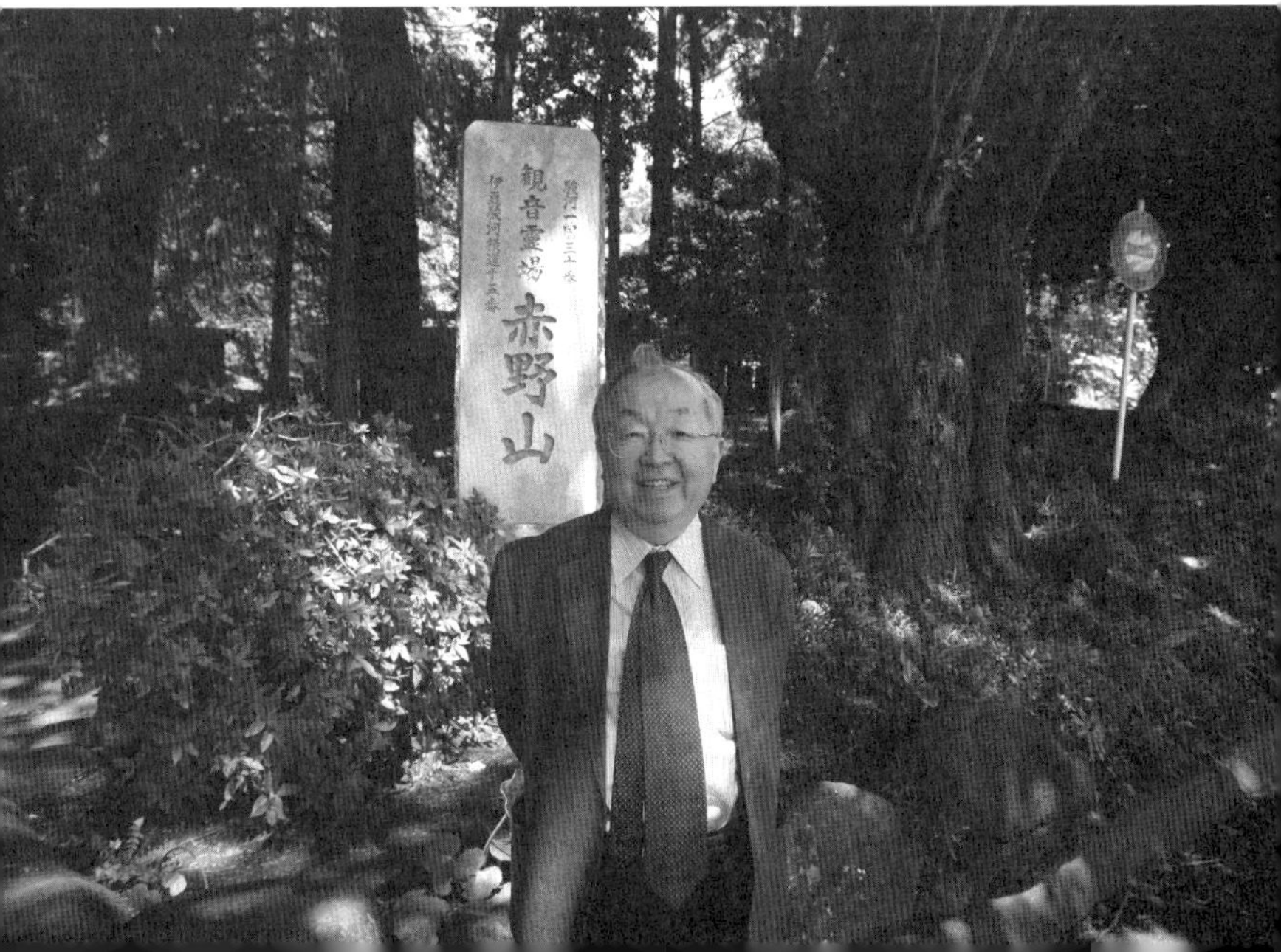

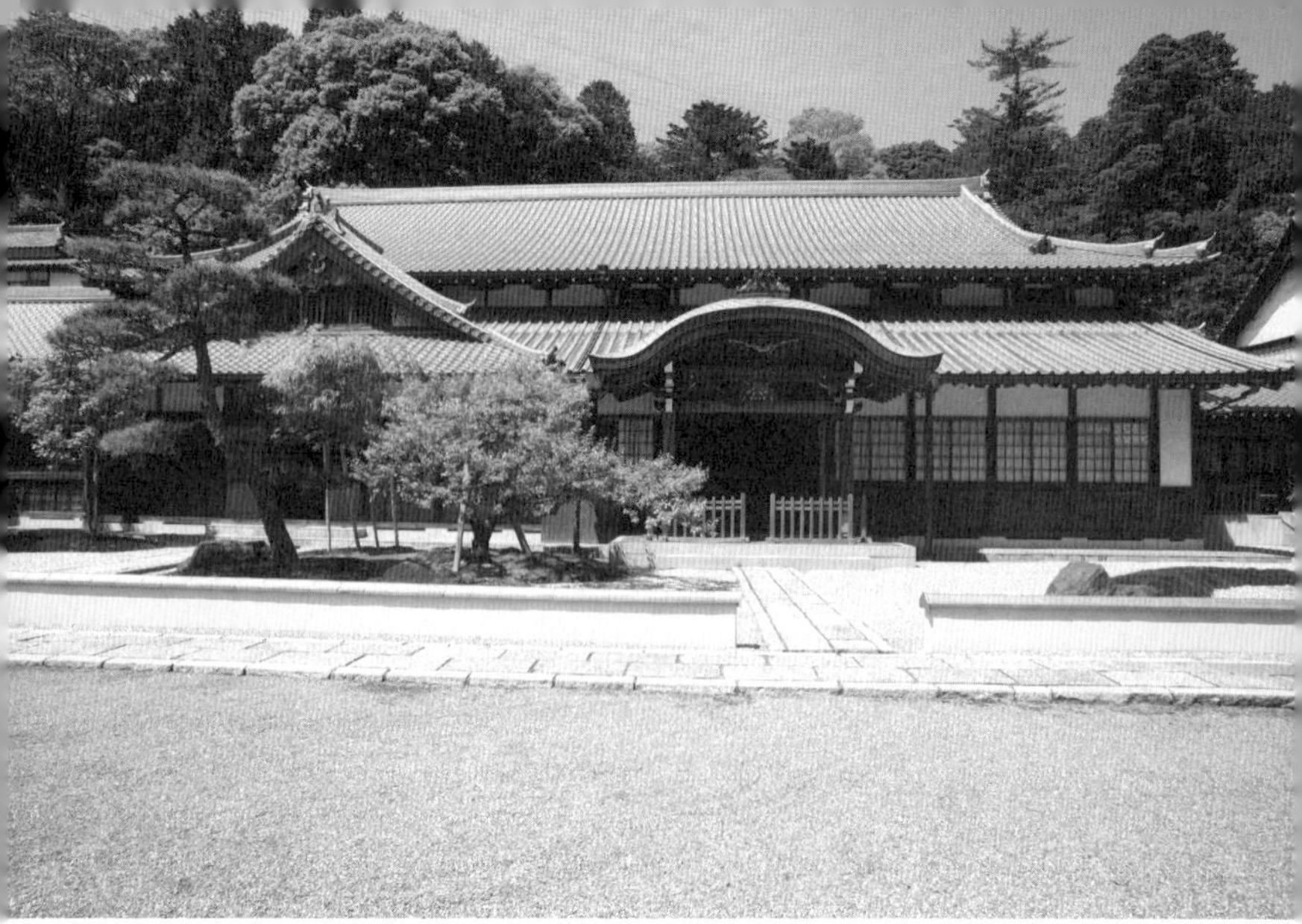

龍澤寺（三島市）　宝暦 11（1761）年、白隠禅師により創建された臨済宗妙心寺派の名刹

本堂内部

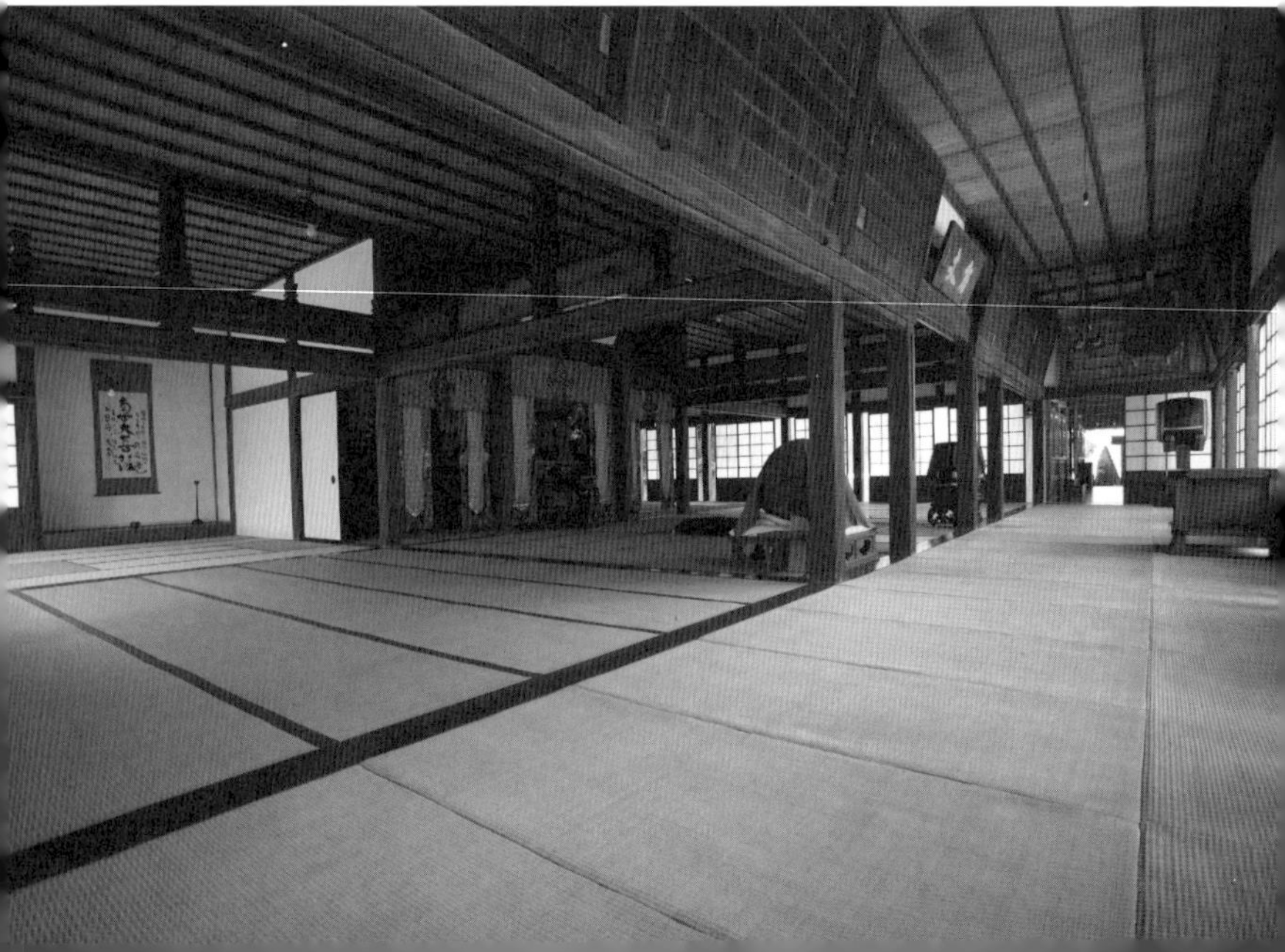

予定どおり三島市内の桜屋さんなるうなぎ屋さんに行きましたが、ここが超満員、一時間待ちと聞いて、うなよしさんなる別のうなぎ屋さんに。うなぎはもちろん、生ビールの旨かったこと、ここも白隠さんの場の内だったのかもしれません。心が洗われる、いい一日だったとKさんをはじめよき仲間たちに感謝、感謝でした。

第一部

気功法としての「白隠禅師の養生法」

虚空に先《さきだ》つて死せず、虚空に後《おく》れて生ぜざる底《てい》の
不退堅固《ふたいけんご》の真法身《しんほつしん》を打殺《たせつ》し、金剛不壊《こんごうふえ》の大仙身《だいせんしん》を成就《じようじゆ》せん

――白隠禅師

第一章　気功とは何か

さて、白隠さんの具体的な健康法はあとで紹介するとして、本章では、まず気功とは何かということをお話ししたいと思います。

気功とは何かと問われれば、中国四千年の歴史のなかで育《はぐく》まれてきた養生法の一つの柱とでも答えることになると思いますが、ここでは、さまざまな書物に惑わされることなく、医療気功二十五年の経験のなかで培われてきた、現時点での、私の気功に対する見解を述べてみたいと思います。

攻めの養生法

これまでの養生法は身体が対象でした。身体を労《いた》わり、病を未然に防ぎ、天寿を全うするという、どちらかというと消極的で守りの養生でした。死をもって終わりというところもなんとなくつまらないですね。

これからの養生は違います。対象は身体でなく生命です。『大漢語林』（大修館書店）にも「養生とは生命を正しく養うこと」とあります。本来《ほんらい》は身体でなく生命が相手なのです。生命とは内なる生命場のエネルギーです。このエネルギーを、常に現在地に安住することなく日々高めていって死ぬ日を最高に持っていく。そして、その勢いで死後の世界へ突入していくといった、より積極的で攻めの養生です。死をもって終われりではなく、死後の世界をも視野のなかに入れているところは、まさに気宇壮大《きうそうだい》、考えただけでも元気になる養生法です。

気功をそうした攻めの養生法としてとらえると、たとえわずかな時間であっても、毎日の練功が楽しくなるから不思議です。今日の気功はこれしかないという一期一会の気持ちも生まれて、身も心も引き締まること請合《うけあ》いです。

そして、時に、高まった生命場のエネルギーが溢れ出てきます。すると、どうでしょう。人相もよくなれば、一挙手一投足に気品が滲《にじ》み出て、見る人に感動を与えることになります。

一方、溢れ出た生命エネルギーは静かに上昇していき、上空に漂う虚空のいのちとぶつかります。ぶつかった瞬間、そこに直観が生まれるというのがベルクソンの考えです。そして、次の瞬間、生命の躍動が起こり、さらに、そこに歓喜が生まれます。日々の気功のなかで、時に直観、生命の躍動、歓喜が体感できるようになったらしめたものです。気功がますます好きになってきます。

生命の躍動とはベルクソンが、その著『創造的進化』のなかで、生物の進化を説明するときに用いたもので、フランス語のエラン・ヴィタールは広く人口に膾《かい》炙《しゃ》していますが、私は、生命の躍動とは内なる生命場の小爆発であると考えています。攻めの養生で、日々高まっていく生命場のエネルギー値はいつも一定の速度で向上していくのではなく、時に生命場が小爆発を起こして一気に跳ね上がるのではないでしょうか。物理学でいう「励起《れいき》」のようにです。

生命の躍動が起こるとどうなるのでしょうか。まずは心がときめくでしょう。逆に心がときめくと生命場が小爆発を起こすともいえましょう。どちらにしても生命の躍動と心のときめきは表裏一体。これぞ、養生の要諦です。

心のときめきをもたらす原因はいくらでもあります。たとえば、少し前にNHKのラジオ深夜便の「輝け！　熟年」に出演したとき、「先生はどんなときにときめきますか？」と問われて、思い付くままに答えました。

まずは、カツ丼です。カツ丼は肉と脂肪ですから、決して養生のためによいものではないのですが、あの色と匂いと立ちのぼる湯気《ゆげ》に接すると心ときめくのですよ。だから食材としては難があっても、私にとっては立派な養生食なのです。

次に、夏目漱石についての原稿依頼を受けたときも、ときめきました。原稿依頼は日常茶飯事です。仕事柄、健康問題がほとんどです。少しもときめきません。それがどうでしょう。私の大好きな漱石について書けというのです。えっ！　この俺に漱石について書けと？　これはときめきました。

三番目は伊那谷《いなだに》の老子こと加島祥造《かしましょうぞう》さんです。ある秋の日、伊那谷の加島さんの陋屋《ろうおく》（と呼ぶにはちょっと気が引けるような立派なお住まいですが、老子となると、やはり陋屋でしょう）で話しているとき、心のときめきが話題になったことがあります。

ときめき⁉　そりゃあ、なんたって、女だよ！　ときました。たしかに恋愛はときめきの最たるものでしょう。それでも、当時八十二歳の伊那谷の老子の言葉ですから、ひときわ重みがあるというものです。

このように心のときめきを列挙すれば、次々と現われると思いますが、これはいつも一定の頻度《ひんど》でというわけにはいかないでしょう。何日間もときめかないで過ごすなんてこともあるかもしれません。

そこへ行くと、気功は生活習慣のように組み込まれてしまえば毎日です。毎日ときめく可能性があるのですから、養生法としては当代随一といってもよいでしょう。

功法に優劣なし

功法《こうほう》の数は、それは夥《おびただ》しいものですが、どんな功法も調身《ちょうしん》・調息《ちょうそく》・調心《ちょうしん》の三要素によって生命力を高めるのが気功ですから、優劣はありません。つい生命力という言葉を突然使ってしまいましたが、生命場のエネルギーが、生命として、これに生命場に本来的に備わっている自然治癒力を加えたものが生命力であると考えています。

たとえば、中国のがん患者さんたちの間でいちばん人気の高いのが郭林新気功《かくりんしんきこう》でしょう。二番目は智能功《ちのうこう》といわれる時期がありました。智能功は、法輪功《ほうりんこう》の余波で、今は活動停止を余儀なくされているそうですから、郭林新気功の一人勝ちかもしれませんが、私にとっては郭林新気功も数多《あまた》ある功法の一つに過ぎません。だから、がんの患者さんが再発予防におこなう功法として、特に郭林新気功をすすめるということはありません。患者さんの自由な選択にまかせています。よい指導者、よい仲間たちに恵まれ、気持ちよくできる功法がすなわち、あなたに適した功法です。因《ちな》みに、私の病院の運営のメニューのなかで人気の高いのは、郭林新気功、智能功、簡化《かんか》外丹功《がいたんこう》、楊名時太極拳といったところでしょうか。ちゃんと郭林新気功と智能功が入ってくるところが面白いですね。

気功の熟達は日数の函数

気功の上達には先天的素質《そしつ》もハードトレーニングも、ほぼ無縁と考えてよいでしょう。功という字には長い時間をかけて積み上げていくという意味があるそうですから、名は体を表わすの典型です。日数をかけなければどうにもならないのです。

たとえば、長島茂雄さんは野球の天才です。逆立ちしたって、私にジャイアンツのサードは守れません。先天的資質の違いというものでしょう。

また、朝から晩まで気功三昧《ざんまい》の生活をしても、急に上達するというものでもありません。眦《まなじり》を決して歯を食いしばってやればやるほど気功の上達は遠のいていくような気がします。それは気功がスポーツや武道と本質的に異っているからではないでしょうか。

スポーツや武道の基本は身体にあります。筋力とスピードのレベルアップが上達の基本です。この場合は当然、ハードトレーニングがものをいうでしょう。気功の対象は身体ではなく生命場《せいめいば》です。生命場のエネルギーを高めるためにはハードトレーニングも先天的資質も無用の長物なのです。こつこつと時間をかけて少しずつ高めていくしかないのです。

ちょうどウイスキーを酒蔵で寝かせるのに似ています。寝かせるとは熟成させること。熟成とは一定の温度の下に放置して風味をかもし出すことをいいます。気功も同じで始めてからの日数がものをいうことになります。すでに何日経過したかが問題になります。この場合、毎日練功する場合と週に一回練功する場合との差はほとんどないと考えています。大事なのはただ一つ、ウイスキーの場合の一定の温度です。

気功の場合の一定の温度とは何でしょうか。それは日々養生を果たしていくのだという強い意志ではないでしょうか。この意志さえ常に持ち合わせていれば、毎日やろうと週に一回だろうと大差がないのではないでしょうか。

十年経《た》てば十年の気功、二十年経てば二十年の気功です。あせってもどうにもなりません。そして、時間が経つにつれて、生命場のエネルギーを溢れ出させる頻度が増してきます。そして四十年経つと見る人を感動させる気功ができ上がるのでしょう。楽しみは四十年の彼方にあるのです。

それでは、がんの患者さんで余命三ヶ月と言われた人はどうなるのでしょうか。とても四十年は無理でしょう。三ヶ月は三ヶ月の気功にしかならないのでしょうか。そもそも余命なるものをまことしやかに宣告するなんてことは他人様《ひとさま》の運命を土足で踏みにじるようなもので、実に恥かしいことなのです。

実際、余命を宣告された人があとからあとからやってきます。そして、初めは、宣告した医師に対する怒りを顕《あらわ》にします。「若僧の医者が。わかりもしないのに……」という怒りです。

こうして入院してくると、なんといっても背水の陣です。それは心を込めて練功に励みます。そういう患者さんを見ていて気が付いたのです。一回でも心を込めると、それなりの効果があるということに。おそらく調心のところのレベルアップによって生命場のエネルギーが一時的にせよ高まるのではないでしょうか。

どうやら、気功には、上達は日数の函数という真理と、一回でも心を込めれば、それなりの効果が現われるという真理の二つがあるようです。

気功は難治性疾患を治し得るか

これは愚問《ぐもん》と言うべきでしょう。気功は治しの方法ではなく、癒しの方法だからです。治しはテレビや自転車の修理と同じで、身体の一部に生じた故障を、あたかも機械を修理するかのように治すことをいいます。

一方、癒しは身体の故障の直しではなく、生命場のエネルギーを高めることです。気功は治しの方法ではなく癒しの方法です。治った治らないの二極化《にきょくか》ではなく、どれだけ生命場のエネルギーを高め得たかが問われるのです。だから気功で難治性疾患が治りますかというのは愚問ということになるのです。

もっとも普通の内気功《ないきこう》の場合は、このような質問は発せられません。このような愚問が発せられるのは外気功《がいきこう》の場合です。

外気功の場合は内気功よりもわかりにくさがあります。気功師のかざす手のひらから、気が発射されるということは、まだ証明されてはいません。証明されているのは熱とか光とかいうもので、これがどう気と関係しているのかということになると、いまひとつよくわかりません。

一方、気功師と受け手の脳波が同調するということは、両者が〝場〟を共有するということで理解はできます。つまり、両者がそれぞれ内気功をおこない内なる生命場のエネルギーを高めることによって、二人が共有している場のエネルギーが高まり、その結果、受け手の生命場のエネルギーが高まると考えればよいのではないでしょうか。

とにかく内気功にしても外気功にしても、がんを治したり治さなかったりするものではないということを肝に銘じてください。気功は一歩前進の方法なのです。今日よりもよい明日《あした》です。そういう目で見れば外気功の効果も満更ではありません。気分がよくなったり、食欲が出たり、肝機能検査の値に改善が見られたりというようなことは日常茶飯事です。だから、がんをはじめ難治性疾患のホリスティックな治療の一環として気功は大いに活用すべきなのです。

とにかく、二十世紀にめざましい発展を遂げた西洋医学がつくり出した、治った治らないの呪縛《じゅばく》から解放されなければなりません。解放されて初めて気功の効果を正しく認識することができるのではないでしょうか。

気功の科学的研究について

前述したように〝場〟の正体はまだ明らかにされてはいません。気功についてはその生理学的な面や生化学的な面については非常に多くの論文が世界中に満ち溢れてはいますが、どれもこれも気功の本丸を攻め落とすには至らず、城の石垣の周囲をぐるぐる廻っている感があります。

気功が対象とする生命場を科学がまだ解明していないのですから仕方がないといえばそれまでなのですが、身体面での変化をいくらとらえても気功の本質には、日暮れて道遠しの感は否《いな》めないでしょう。

科学の進歩につれて、エビデンスも増えてくることでしょう。これはこれとして期待しながら、エビデンスの不足分は直観で補っていけばいいのです。

気功は虚空と一体となる日のためのリハーサル

人間は一人で虚空からやってきて、この地球に降《お》り立ち、また一人でこの世を去って、虚空に帰っていく孤独なる旅人です。

死してのち、いつの日か虚空と一体となる日を夢見て、そのリハーサルをしているのです。たとえば、太極拳は本来は武術ですから一挙手一投足すべてが攻撃と防御です。相手を人間だと思えば武術ですが、相手を虚空と考えれば気功です。

虚空をいつも意識することによって、ごく自然に死が視野のなかに入ってきます。死を忌《い》みきらって、これを斥《しりぞ》けるのではなく、わが手元に手繰《たぐ》り寄せることによって、生が充実してきます。攻めの養生が自らでき上がってきます。

そこで、虚空と一体となることを前面に押し出した功法が一つくらいあってもよいのではないかという思いから、新呼吸法「時空」を編んでみました。

この功法の具体的な方法については第四章で詳しく説明しますし、今回、付録にＤＶＤも付けましたから、それを観ながら実践してみてください。

ここでは簡単に説明するにとどめます。

新呼吸法「時空」は六つの部分からなります。

（一）予備功。経絡《けいらく》をのびのびさせるためのいわばストレッチです。簡化外丹功から拝借しました。

（二）気となじむ。天の気、地の気を体内に入れて、細胞の一つひとつに行き渡らせます。宮廷二十一式呼吸法から拝借しました。

（三）四億年前を想い出す。およそ四億年前に、私たちの祖先は水中の生活を捨て、陸上の生活に移ったといわれています。

その際、鰓《えら》呼吸から肺呼吸への一大進化を経験しました。その進化に三百万年を要したそうです。三百万年も波打ち際にいたために、肺呼吸のリズムが寄せては返す波のリズムになったといわれています。波のリズムを有した呼吸法をおこなうことによって悠久の時を体感します。調和道丹田呼吸法から拝借しました。

（四）虚空と気の交流をする。吸う息で、手掌をとおして虚空の気を体内に入れ、呼《は》く息で体内の気を虚空に手渡すという交流を繰り返すことによって、体内の場のエネルギーを高めていく。智能功から拝借。

（五）虚空と一体となる。三心併站功《さんしんへいたんこう》をおこない、手の中に宇宙を抱くとイメージすることによって、虚空と一体となる感じを掴む。これも智能功から拝借。

（六）収功。いわば整理運動である。簡化外丹功から拝借。

新呼吸法「時空」は朝日カルチャーセンターでおこなわれて、もう十年ほどになりますが、二十一世紀養生塾の功法の一つとして全国の分室に広がりを見せています。

気功のこれから――二十一世紀養生塾

私たちはいまや、いのちの時代を迎えようとしています。生きていく上での軸足が身体から生命場に移り始めました。養生も医療も生命場に焦点を合わせ、さらに養生と医療の統合に向かおうとしています。

気功の存在意義はますます大きくなってきます。そうした時代の動きを察知して、二〇〇〇年五月に楊名時太極拳二十一世紀養生塾を発足させました。日々、攻めの養生を果たしながら、時に、生命場のエネルギーも体外に溢れ出させることによって、地球の場のエネルギーの回復、さらには向上に貢献する人材を世に出していこうというのです。

すでに八年。川越の養生塾はすっかり定着し、長野、沖縄、四万十、群馬の分室も軌道に乗った感があります。さらに、二〇〇八年には由布院、南飛騨、盛岡が始まります。美しい地球が蘇る日を夢みて、大いなる希望を抱いて、理想の大道を行き尽くしてみたいと思います。

第二章　白隠禅師『夜船閑話』を読む

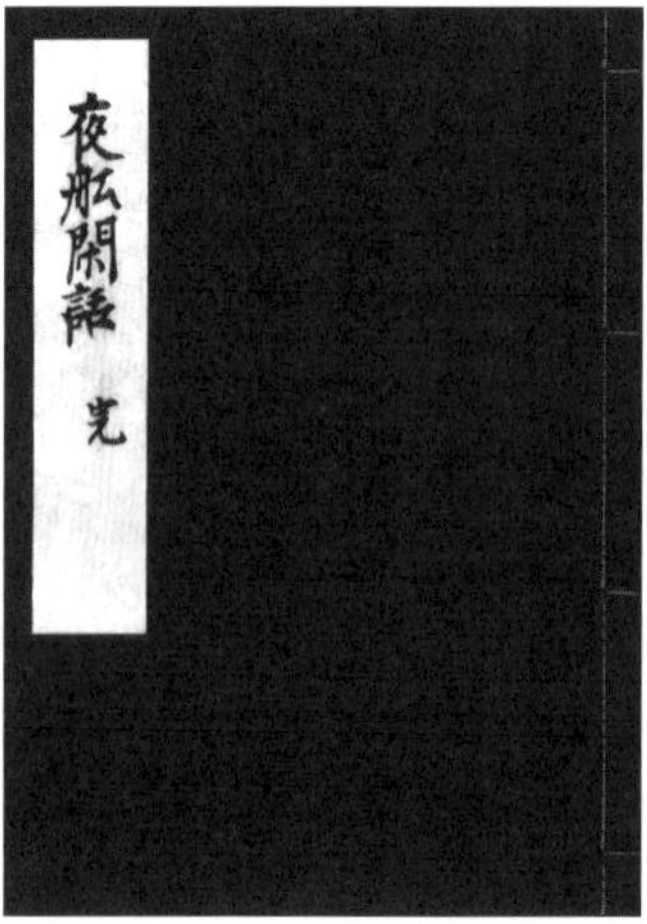

『夜船閑話』表紙（左）と夜船閑話・序
「平成開板　白隠禅師自筆刻本集成【第６帙】
夜船閑話」（禅文化研究所刊）

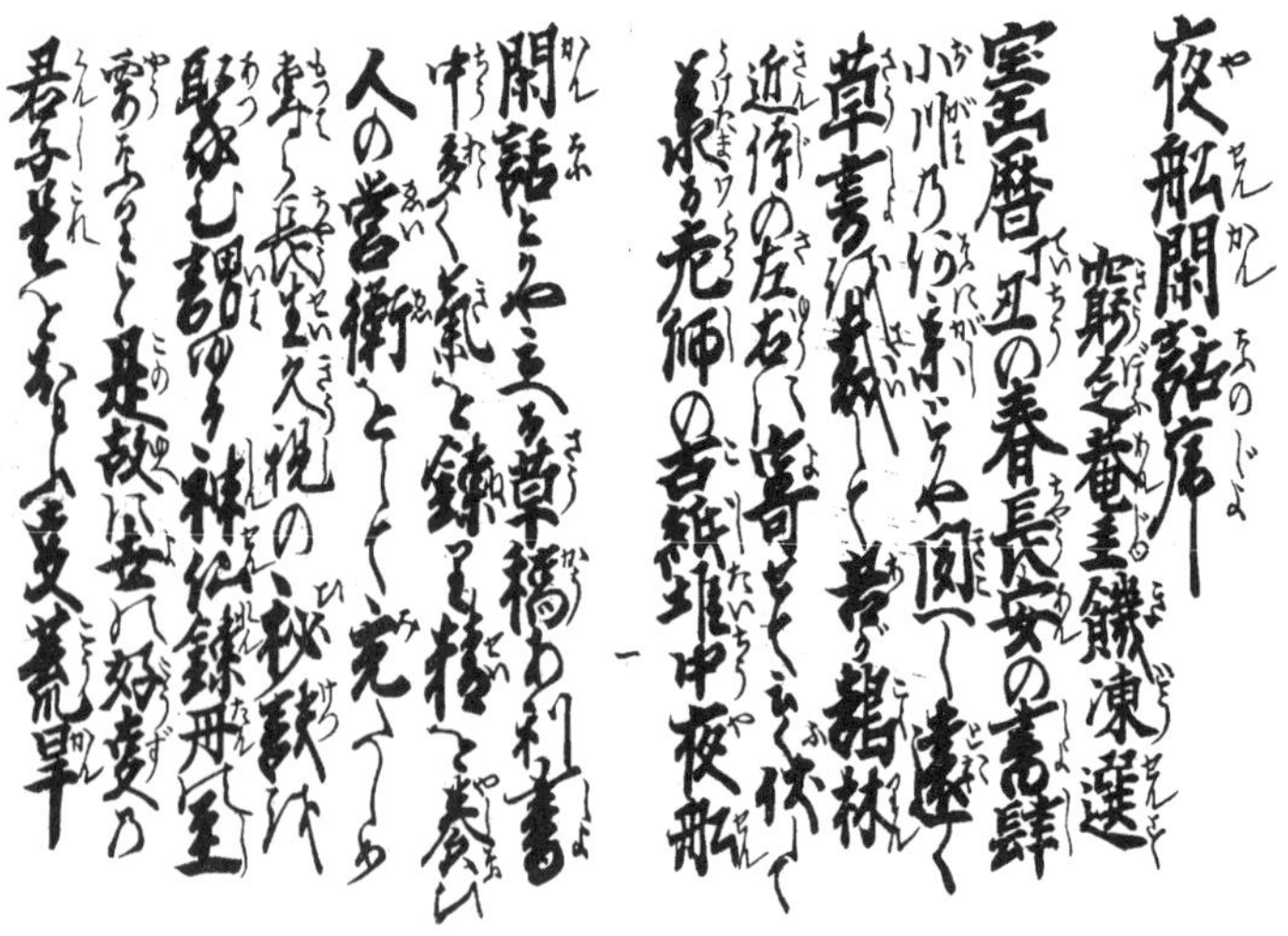

夜船閑話序《やせんかんなのじよ》
窮乏菴主饑凍選
寶暦丁丑《ていちう》の春長安《ちやうあん》の書肆《しよし》
小川《おがは》の何某《それがし》
草書《さうしよ》を裁《さい》して鵠林
近侍《きんじ》の左右に寄《よ》せて云く伏《ふ》して
承《うけたまわ》る老師の古紙堆中《こしたいちう》夜船
閑話《かんな》と云ふ草稿《さうかう》あり書《しよ》
中《ちう》多く氣《き》を錬り精《せい》を養《やしな》ひ
人の営衛《ゑい》をして充《み》たしむる
専《もつぱ》ら長生久視《ちやうせいきうし》の秘訣《ひけつ》を
聚《あつ》む謂《いは》ゆる神仙錬丹《しんせんれんたん》の至
要《やう》なりと是故《このゆへ》に世《よ》の好事《こうず》の
君子輩《くんしはい》

『夜船閑話《やせんかんな》』は白隠禅師の仮名法語《かなほうご》のなかでも最も代表的なものとされています。若き白隠さんが禅病に悩んでいたとき、人から教えられて京都白川山中に巌居していた白幽《はくゆう》仙人を訪ね、内観《ないかん》の法と軟酥《なんそ》の法を伝授されたという話を記したものです。

白幽仙人の史実に関しては諸説あるようですが、実在した人物と考えてよいようです。ところが、京都北白川にある乗願院《じょうがんいん》所蔵の白幽仙人の霊名記（過去帳）には、宝永六（一七〇九）年七月二十五日、享年六十四歳で没すとあり、白隠さんが白川山中で仙人とまみえたのが翌年の宝永七年ということになっていますので矛盾が生じます。

『夜船閑話』が成ったのは、宝暦七（一七五七）年、白隠さんが七十三歳のときですから、白隠さんが晩年に及んで半世紀の往時《おうじ》を回想したものです。ですから白隠さんといえども、年紀の正確を期せなかったとしてもやむを得ないことでしょう。

いずれにしても、この『夜船閑話』に記された「内観の法」と「軟酥の法」、この二つの健康法は、私からみれば気功そのものと言ってよいでしょう。内容の詳しくは次章でお話ししていきますが、ここではまず、全編を通して意訳で読んでいただき、原典の持つ魅力に触れてみてください。

『夜船閑話』（意訳）

夜船閑話の序

窮乏庵主飢凍《きゆうぼうあんじゆきとう》選す

宝暦《ほうれき》七（一七五七）年の春、京都の書店小川某《なにがし》から松陰寺に次のような手紙がありました。

「承りますところでは、白隠老師のもとに『夜船閑話』という草稿がおありで、それは気を練《ね》り精を養い、気血の作用をよくする長生の秘訣を集めた、神仙練丹《しんせんれんたん》の綱要《こうよう》を説かれたものとのことですが、まさに世間の好学者にとって待望の書と存ずる次第です。

修行者が書写したものと伺っておりますが、大事にしまい込んで公表しないというのは、せっかくの草稿を出し惜《お》しみしていることにはならないでしょうか。そこで、なにとぞこれを出版させていただき、多くの方々に読んでいただきたいと切望するところであります。白隠老師は、常に人びとを利益《りやく》されるのを楽しみにしておられるとのこと、そのような老師であればこそ、このようにためになる書物を出し惜しみなさるわけはないでしょう」

侍者が手紙の内容を老師にお知らせすると、老師はにっこりと微笑まれました。そこで、さっそく弟子たちが書類を入れた櫃《ひつ》から草稿を探したのですが、すでに半分ばかり虫に食われておりました。そこで、手分けしてこれに手を加え写し直し、五十丁ほどになった草稿を京都に送ることにしたのです。そして、私が年長でもあることから、恐れ多くもその経緯を書かせていただくことになりました。

白隠禅師が松陰寺に住されておよそ四十年。それ以来、入門して老師の厳しい接化《せっけ》に堪え、十年、二十年、ついには松陰寺の塵となるつもりで修行した者も多くおり、皆、優秀な雲水でした。

それぞれ、原宿《はらしゅく》に近在する廃屋《はいおく》や壊《こわ》れかけた寺社を借り寝泊まりし、精進刻苦《しょうじんこっく》しておりました。昼に飢えて夜には凍え、食べるものといったら菜っ葉に麩《ふすま》。罵《ば》倒《とう》され激しい叱責《しっせき》に合い、また怒りの鉄槌《てっつい》、痛棒《つうぼう》をくらう毎日。

それを見る者は眉《まゆ》をひそめ、聞く者は冷や汗を流し、鬼神《きしん》や魔や外道《げどう》もまた、この有様を見れば涙を浮かべ手を合わすことでしょう。入門した当時は、輝くように色艶《つや》もよく丈夫な青年が、時を経ると身体はやつれ、顔色も憔悴《しょうすい》し切ってしまったかのようになってしまいます。

命がけで己事《こじ》を究明する勇猛《ゆうみょう》の大丈夫でなくては、何が楽しみでこのような所にいることができるでありましょうか。

このような過酷な修行のために、肺を病んだり、疝気《せんき》痛《つう》、気水の滞《とどこお》りに起因する痛みなど、難治の重病になる者がしばしば出てしまったのです。老師はこれを非常に心配され、懇切丁寧、諭すように「内観《ないかん》の秘法」をご教示くださったのでありまず。それは次のようなものでした。

参禅修行によって心火逆上《しんかぎゃくじょう》すれば、身心ともに疲れ、五臓の調和が乱れることがある。これを鍼・灸・薬の三つをもって治そうとしても、それはどんな名医であっても可能ではない。

しかしながら、わたしには「仙人還丹《げんたん》の秘訣」というものがある。弟子たちよ、試しにこれを修してみなさい。その効果が絶大なこと、雲や霧が一気に晴れて天空が光輝き出すようなものである。

この秘訣を修めるには、参禅工夫《さんぜんくふう》はひとまず置いて、ぐっすりひと眠りすることだ。そうして、まず仰臥《ぎょうが》して目を瞑り、かといって眠り込まずに、両脚を伸ばし強く踏み揃え、体中の元気を臍輪《ざいりん》、気海《きかい》、丹田《たんでん》、腰脚《ようきゃく》、そして足心《そくしん》に充《み》たすようにするのである。それから次のように観想してみるがよい。

我《わ》がこの気海、丹田、腰脚足心、総《そう》に是《こ》れ我が本来の面目《めんもく》。面目何の鼻孔《びくう》かある。
我がこの気海、丹田、腰脚足心、総に是れ我が本分《ほんぶん》の家郷《かきょう》。家郷何の消息《しょうそく》かある。
我がこの気海、丹田、腰脚足心、総に是れ我が唯心《ゆいしん》の浄土。浄土何の荘厳《しょうごん》かある。
我がこの気海、丹田、腰脚足心、総に是れ我が己身《こしん》の弥陀《みだ》。弥陀何の法をか説く。

このように、繰り返し繰り返し観想《かんそう》するがよい。この観想の効果が積もれば、一身の元気いつしか腰脚足心に充足して、臍下《さいか》が瓢箪《ひょうたん》のように充実してくること、篠《しの》打ちして柔らかくする前の固く張った蹴鞠《けまり》のごとくである。このような観想を一週間ないし三週間も続けるならば、それまでの五臓六腑の気の滞《とどこお》りや、心気の衰えのための諸症状が底を尽くようになくなるであろう。もし、この言葉に嘘があったらこの老僧《わし》の首を斬って持っていくがよい。

こう教えられて、皆、歓喜してお礼を申し上げ、ひそかにこの秘訣を実践したところ、それぞれがことごとく不思議な奇功を見たのであります。人によって効果が現われるのに時間はまちまちでありましたが、それは実習の仕方の違いによるもので、大半は全快したのであります。実践した者は、口々に「内観の秘訣」の奇功を讃嘆《さんたん》して止むことがありませんでした。

そこで老師は次のように仰《おつしや》ったのです。

「弟子たちよ、心の病が全快したからといってそれで満足してはならない。治ったらますます参禅に励むがよい。悟ったならば、いよいよ進まなければならない。

老僧《わし》も若い頃、難治の重病を患い、お前さん方より十倍ほども苦しんだことがある。いよいよ進退きわまり、いっそのこと死んでしまおうとまで思い詰めたことがある。ところが幸いなことに、この内観の秘訣を授けられ、今のお前さん方のように全快することができたのだ。

その法を授けてくれた方は、「これは長生不死の神術である。並以下の者であっても、この法を修めれば、三百歳は生きられる。それより上ならば、どこまで生きられるか計り知れない」と言われた。老僧《わし》は歓喜に堪《た》えず、これを怠ることなく修すること三年、身心ともに健康になり、気力はいよいよ勇壮《ゆうそう》になってくるのを実感したのだ。

ところが、ここに至って重ねて考えてみたのである。

中国の導引術遣《どういんじゆつづか》い、齢《よわい》八百年に達した彭祖《ほうそ》にしたところで、ただ生きているだけならば、愚かにも死骸の番をしている幽鬼のようなものではないか。これでは、古狸《ふるだぬき》が穴の中で眠りこけているようなもので意味がない。

生まれたからには、いくら生きても最終的にはやはり死ぬのだ。葛洪《かつこう》、鉄拐《てつかい》、張華《ちょうか》、費張《ひちょう》などという仙人がいくら長生きしたからといって、それらの仙人を現在見ることができようか。長生きしたとはいえ、やはり、皆、死んでいくのだ。それよりは、四弘誓願《しぐせいがん》による菩提心《ぼだいしん》を奮い起こし、菩薩《ぼさつ》の威儀《いぎ》に学び、仏法の教えを説き、虚空《こくう》に先立って死なず、虚空に遅《おく》れて生まれないというほどの、不生不滅であって虚空と同じ歳といった境地、不退堅固《ふたいけんご》の真の仏法の姿をこの身をもって体現しようではないかと。

やがて、二、三人の優れた修行者が松陰寺に集まってきた。参禅をすると同時にこの内観の法をもあわせ修めること、ここに三十年。修行者も一人、二人と増え、これまでに二百人にもなったろうか。この間、修行者のなかに心火逆上《しんかぎやくじょう》して心を病み発狂せんばかりの者があれば、この内観の法を伝授して回復させて、さらに修行を進ませたのである。いま七十を越える歳になったが、少しの病、患《わずら》うこともなく、歯も抜けず目や耳もはっきりしており、ときには老眼鏡を忘れることもある。月に二度の法話も怠ったことはない。求めに応じて、三百人、五百人を集め、あるいは五十日、七十日、経典や祖録《そろく》の提唱《ていしょう》をすること五、六十会《え》にも及ぶのだが、その間、一日も休んだことはない。身心ともに健康で、気力は

二、三十代のときよりはるかに勝っている。すべてこの内観の法の奇功によると思うのである。

老師がこのように話されるのを聞いて、皆は涙ながらに作礼《さらい》して申し上げました。

「どうか老師、願わくば内観の法の大略をお書きください。書き残すことによってわれわれのように禅病を患い、疲労困憊《こんぱい》している者をお救いください」

老師は頷《うなず》き、たちどころに原稿ができたのであった。

その原稿に説かれたものとは一体何か。

生を養い、長寿を保つ要《かなめ》、それは身体を錬《ね》ることに他ならない。身体を錬るときの要、それは、神気《しんき》を丹田と気海の間に凝《こ》らすことにある。神凝るときは気聚《あつ》まる。気聚まれば真丹《しんたん》は成《な》る。丹が成れば、身体は確固となる。身体が確固となれば心は完全になる。心が完全になるときは長寿を全うできるのである。

これはいわゆる仙人の九転還丹《きゅうてんげんたん》の秘訣、つまり、仙人が九回錬り上げて長生の薬をつくる秘術にも等しい。もっとも、ここでいう丹は仙人が錬る長生薬ではないということをよく理解してほしい。とにかく、ただただ心火を降下《こうげ》し、気海丹田の間に充たすことが肝心である。

皆の者、この秘要を励み勤めて怠らなければ、禅病を克服し疲労を取り去るのみにあらず、禅の修行が進み、抱き続けた大疑《たいぎ》が忽然《こつねん》として氷解《ひょうかい》し、手を打ち大笑するような大歓喜を得ることになるだろう。

それは何ゆえか。月高くして、城影尽《じょうえいつ》く。

宝暦七年正月二十五日

窮乏庵主飢凍《きゅうぼうあんじゅきとう》、香を炷《た》き稽首《けいしゅ》して記す

夜船閑話

老僧《わし》の行脚《あんぎゃ》時代のことである。誓って勇猛《ゆうみょう》の信心を奮発し、不退転《ふたいてん》の道心を激起し、精錬刻苦《せいれんこっく》することすでに二、三年。ある夜、忽然《こつねん》として悟《さと》るところがあった。それまでの疑念が根元から氷解し、生死《しょうじ》の海を流転する無明《むみょう》の業因《ごういん》は泡のように消え失せた。

何だそうだったのか――道は人を離れて遠くにあるものではなく、古人は二、三十年苦労されたというが、そんなものは人騙しに過ぎないではないかと、悦びのあまり小躍りして暮らすこと数か月。

しかしその後、日常を顧《かえり》みて点検してみると、動と静（日常と坐禅）の二つの境地がまったく調和せず、進退のすべてにおいて自在なところがない。そこで、さらに奮起してもう一度死ぬつもりで坐禅してみようと発心して、歯を食いしばり両眼を見開き、寝食を忘れて坐禅に没頭した。やがてひと月も経たないうちに、心火逆上して肺に不調を来たし、両脚は氷雪に浸《ひた》したように冷え、両耳は渓谷を歩いているかのように耳鳴りがする。また肝胆《かんたん》が弱まったせいか、何をしても不安恐怖が去ることがない。神経は衰弱し、寝ても覚めても幻覚に脅《おびや》かされている。両脇はいつも冷や汗をかき、両眼は常に涙がにじんでいる。あらゆる名医を訪ね歩くが、一向に解決策は見当たらなかった。

その頃、ある人が教えてくれたのである。「山城の白川山中に巌居している白《はく》幽《ゆう》先生という人がいるそうだ。歳は一八〇とも二四〇歳ともいう。人里から

三、四里ばかり離れた山中にいて、人に会うのが嫌いで、誰かが行けば必ず走り出してこれを避けようとする。いったい賢者なのか、ただの愚か者なのか、一向に見当が付かない。里人《さとびと》はもっぱらこの人を『仙人』と呼んでいる。聞けば、亡くなった石川丈山《いしかわじょうざん》の師範役《しはん》だったということで、天文学に通暁《つうぎょう》し、医道にも深く達しているという。礼を尽くして懇請《こんせい》すれば、まれに言葉少なに教えを垂《た》れることもある。退きその教えを反芻《はんすう》してみると、たいへん有益であることがわかるそうだ」と。

この話を聞いて、宝永七年正月の半ば、旅支度を整え東美濃を出発した。京に着き、黒谷《くろたに》を越え白川の邑里《ゆうり》に到った。荷を茶店でおろし、白幽仙人の住処を尋ねると、遙かかなたに見える一筋の渓谷を指差した。

流れる水音に従い渓谷に分け入り、まさに行くこと一里ほどで渓流は途絶え、小径《しょうけい》もない。出くわした老人に尋ねてみれば、遙かに雲煙を指差す。黄と白の一寸四方ほどのものが、山の気配に随って見え隠れしている。あれが、白幽仙人が住む洞窟の入口に垂らされた葦簀《よしず》だという。

私は衣の裾《すそ》を腰上げして、岩を踏みしめ草をかき分け登った。氷雪が草鞋《わらじ》に浸

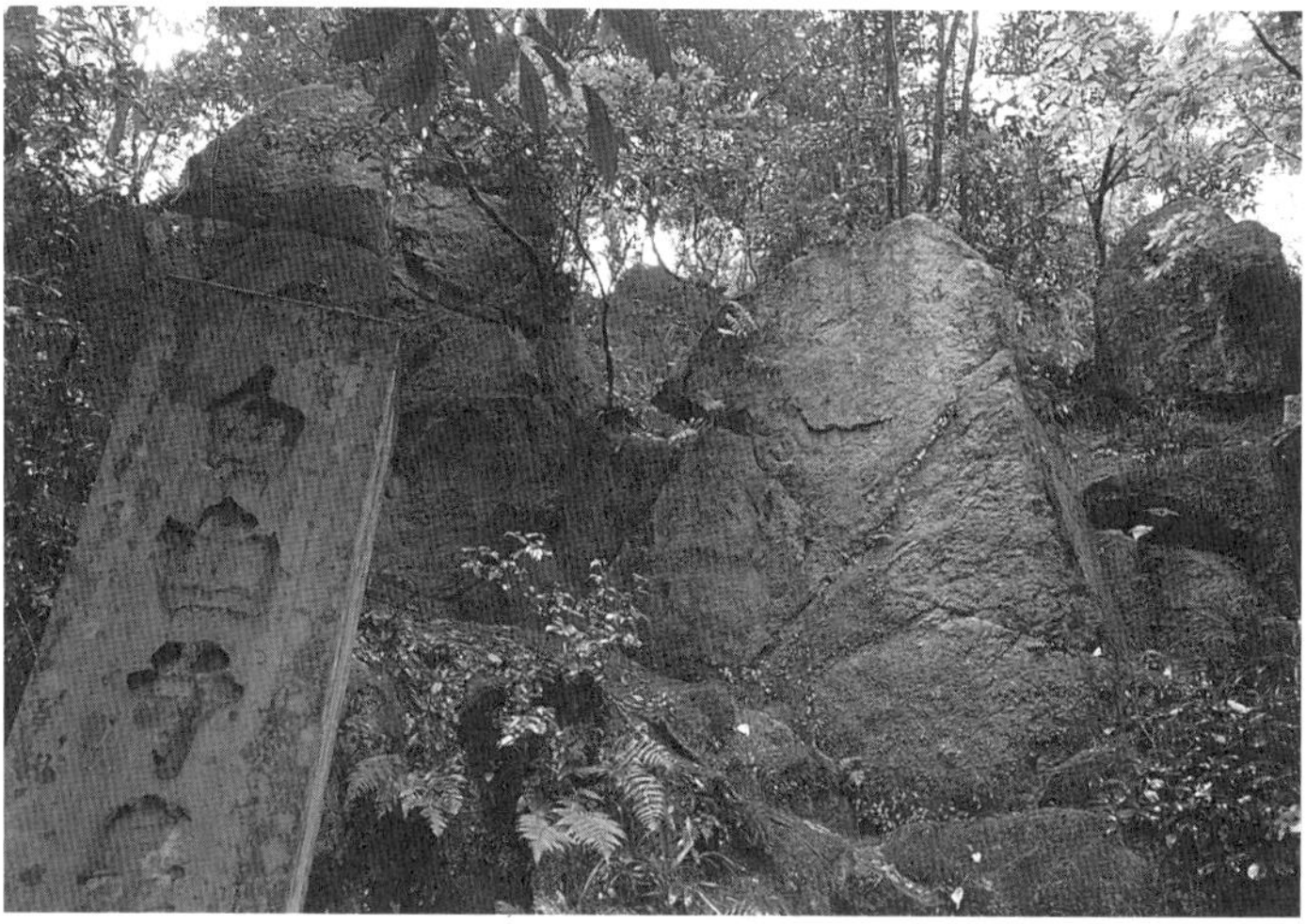

京都白川山中にある白幽仙人厳居跡

み込み、衣は露で濡れた。汗を流しながら、ようやくその簾《すだれ》までたどり着けば、風到《ふうち》清絶《せいぜつ》、はるかに俗界《ぞくかい》を超えた感がある。心魂は震え畏《おそ》れ、思わず肌に戦慄《せんりつ》を覚える。しばらく岩のところで息を数え整えること数百遍、衣から世俗の塵《ちり》を振るい落とし、襟を正して恐る恐る簾を上げ中を覗《のぞ》けば、そこに端坐《たんざ》瞑目《めいもく》する白幽仙人の姿をおぼろげに見ることができた。

　白髪は膝まで伸びてはいるが、顔色は少年のように赤みを帯びて艶《つや》やかである。荒い布でつくり上げた上着を羽織り、軟らかい草のむしろに坐しておられる。洞窟内はわずか五、六尺四方。生活の道具は何もない。机上には『中庸《ちゆうよう》』『老子《ろうし》』『金剛般若経《こんごうはんにやぎよう》』だけが置かれている。私はそこで礼を尽くして、ねんごろに来意を告げ病因を話し、お救いくださるようお願いしたのであった。しばらくして白幽仙人は目を開き、つらつらと私を見てゆっくり話し出されたのには、「自分は、山中に暮らす老いぼれである。木の実を拾って食い、獣《けもの》とともに眠っているような隠遁生活を送る者である。わざわざ遠くからお出でいただいたが、役に立つことなどできはしません」と。

私は懇願し、何度も叩頭《こうとう》して教えを請《こ》うた。すると仙人は静かに私の脈をとって詳しく五臓の具合を診《み》てくれた。仙人の爪は半寸ばかり伸びている。やがて、憐れむように眉をしかめて言われた。

「これはいけない。あなたは坐禅修行の度が過ぎ、修行の節度を失ったためにこのような重症になったのだ。実に治りにくい禅病というものがこれだ。鍼灸薬などの治療に頼ろうとすれば、名医と謳《うた》われる者を集めていかなる努力をしようとも、これを治すことは叶わない。坐禅観法《かんぽう》のために病になったのだから、努めて内観《ないかん》を修す他、道はないだろう。病になるのも治るのも、必ずその原因は同根であるからだ」

そこで私は、「どうか内観の秘要を教えてください。学びながら修めてみたいと思います」と申し上げたのだ。

すると、白幽仙人は粛々《しゅくしゅく》と威儀《いぎ》を正して、おもむろに話を続けられた。

「ああ、あなたはなかなかの好学者のようだ。昔、私が聞いたところを、それではあなたにお話ししてみようか。これは養生の秘訣であって、人が知ることは稀である。怠らず修養に励めば長生も期待できるであろう。

そもそも万物の根源たる大道（太極）は、陰陽《いんよう》の二原理に分かれる。その陰陽の二つが合して人が生まれる。人には先天の元気が宿り、これが体内を巡っていて、それによって五臓のはたらきが備わり、気血《きけつ》の循環がおこなわれる。

気と血とはお互いに昇降し循環すること、昼夜におよそ五十回ほどである。肺臓は五行《ごぎょう》では「金」に配されこれは季節の秋、つまり陰で、牝蔵《ひんぞう》になり、横隔膜の上に浮くようにある。肝臓は五行では「木」に配され、これは季節の春、つまり陽で、牡蔵《ぼぞう》であり、横隔膜の下に沈むかたちである。心臓は五行の「火」、夏であるから陽、太陽であるから上部に位置し、腎臓は五行の「水」で、冬に当たり陰、大陰となるので下部を占める。この五臓には七つの神が宿っている。

吐く息（呼）は心肺から出て、吸う息（吸）は腎肝に入る。一呼ごとに脈の行くこと三寸、一吸ごとに脈の行くこと三寸、こうして一日に一万三千五百の気息があり、脈が全身を五十回巡行する。「火」の性質は軽いから常に上に昇ろうとし、「水」の性質は重いから常に下に流れようとする。

このような理を知らず、坐禅観法に節度を失ったり、あるいは思念が過ぎたりすると心火は盛んに燃え上がって、肺金を焦がし、そこなうことになる。金母である肺臓に苦痛が生じると、水子である腎臓が衰退する。こうして母子が互いに疲傷して、五臓六腑が力を奪い合うことになる。そして、身体の構成元素である地《ち》、水《すい》、火《か》、風《ふう》の四大《しだい》が、それにしたがって増減すれば、四大ごとに一〇一種、合わせて四〇四種の病を生ずるのである。こうなれば、百薬功をなさず、どれほどの医師が手を尽くしたところで治癒は困難となる。

生を養うということは、国を守ることに似ている。名君聖主というは常に下（庶民）に心を配るが、それとは逆に、暗君庸主《ようしゅ》は上ばかりを気に掛けるものである。上にばかり心配りすれば、高位高官の者たちは権威を誇るようになり、役人たちは身びいきされることを当てにするようになり、民間の困窮《こんきゅう》を顧みなくなる。こうして民は困窮し、賢い臣下人材は用いられずに潜《ひそ》み隠れ、心ある臣下も民衆も怒り恨み、ついには諸侯も離れていき、周辺の異国は競い起こり、民を水火の苦しみに貶《おとし》め、ついには国家の命脈も永久に断絶することとなる。

一方、心を専《もっぱ》ら下に配るならば、高官は倹約に努め、いつも庶民の労苦に思いを寄せるようになる。こうして民衆は富み、多くの賢い人材が集い、諸侯も従い、民豊かに国強く、法令に背く者もなく国境を侵す者もない。そして戦は絶えてなくなるのである。

人の身体も同じである。道を極めた者は常に心気を下に充《み》たす。心気が下に充つるとき、喜・怒・哀・懼《く》・楽・悪・欲の七情も動くことはなく、風・寒・暑・湿などの四邪《しじゃ》が外からうかがい体に障ることはない。よって、気血のはたらきは充実し、精神も健やかになり、薬を飲むことも要らないし、鍼灸医の世話になることもなくなるのである。ところが、凡庸《ぼんよう》な者は、常に心気を上に向けて平気でいる。こうして心気を上に集めてしまうと、左右の手首にある五臓の脈が損なわれ、眼《げん》・耳《に》・鼻《び》・舌《ぜつ》・身《しん》の五感は萎縮して疲れ、心は苦しみ煩悶《はんもん》することになる。

『荘子』に「真人《しんじん》は踵《くびす》で息をし、凡人は喉《のど》で息をする」とあるのはまさにこのことである。許俊《きよしゅん》なる人も、「気が下腹部に集まれば、その息長く、気が胃より上に集まれば、その息は短し」と言っているではないか。

元の道士・上陽子は「人間の本源である自然《じねん》無為《むい》の本性が、下腹部の丹田《たんでん》に降《お》りるならば、一陽来復《いちようらいふく》、陰が極まって再び陽にかえる。この一陽来復の候を知りたいと思うなら、下腹部の暖気がその徴となる」と言っている。そのように、およそ生を養う要は、上部は常に清涼に、下部は温暖にすることにある。

手足の十二経脈《けいみゃく》は、それぞれ十二支に配し、十二ヶ月、一日の時の十二分割に対応している。これはちょうど、卦《け》の六本の線の組み合わせ〈六爻《りくこう》〉の六十四種が、一年十二か月に当てはめられているようなものである。

五陰が上にあり一陽が下にある卦を地雷復《ちらいふく》という。これは冬至の候である。真人は踵で息をするというところを表わしている。

下に三陽、上に三陰が位するのが地天泰《ちてんたい》、正月の候である。万物は発生の気を含み、百花は春の恵みを受ける。至人が元気を下に充実させる象《しょう》である。人がこれを得るならば、気血は充実し、気力盛んとなる。

五陰が下に一陽が上に止まるのが山地剥《さんちはく》で、九月の候である。天、この象を得るとき、林の木々は枯れ百花も落ちる。これは、凡庸の者は喉で息をすることを表わし、この象を得るならば、老い衰え歯も抜け落ちる。延寿書《えんじゆしょ》にも、「六陽尽きて、すべて陰になれば死が近い」というところである。知らなければならないのは、元気を常に下に充たすこと、これが生を養う秘訣であるということだ。

昔、呉契初《ごかいしょ》が石台《せきたい》先生に会って、錬丹《れんたん》の秘要を尋ねたとき、先生は、「我に真丹の神秘あり。すぐれた器量を持つ者でなければ、これを伝えることはできない」と言われた。昔、広成子が黄帝に伝えたものである。帝は三十七日斎戒《さいかい》してこれを受けられたという。

大道とは錬気長生の法に他ならず、この錬気長生の法こそが大道である。五無《ごむ》漏《ろ》の法というものがある。眼耳鼻舌身意の六つの感覚器官から生じる六つの欲（六欲《ろくよく》）をしりぞけ、五官《ごかん》（眼耳鼻舌身）がそれぞれのはたらきを忘れるときは、そこに混然《こんぜん》たる本源の真気が彷彿として目前に充ちる。これは、かの大白道《たいはくどう》人《にん》がいうところの「我が天をもって事《つか》うる所の天に合《がっ》する者なり」であり、孟子《もうし》のいう〝浩然《こうぜん》の気〟である。これを下腹部の臍輪《ざいりん》・気海・丹田の間におさめるのである。これを歳月を重ねて続け、守一に心をこらしていき、丹田にこの浩然の気を錬り養うならば、外に仙薬など求める必要はない。そのとき、内も外も中も、四方八方も全宇宙すべてが一箇の大還丹にほかならない。

ここまできて初めて、この自己がそのまま「天地に先立って生ぜず、虚空に遅れて死せざる」というような、不生不滅の真の長生の大神仙であるとわかるであろう。真の錬丹が成就されたのである。もはや風や霞に乗って空を飛んだり、地を縮めて距離をかせいだり、水上を歩くなどといった瑣末な仙術ではない。大海を攪拌精錬《かくはんせいれん》して酥酪《そらく》にし、大地を黄金に変えるほどのものである。先賢の言葉にも「丹とは丹田である。肺液とは肺臓の血液である。この肺臓の血液を丹田に還すことにより金液還丹《きんえきげんたん》という」とある。

ここまで聞いて私は申し上げた。

「謹んでお聞きしました。しばらくは坐禅は止めて、努めてこの法を修めて治病に専念したいと思います。ただ一つ心配なのは、お示しいただいた方法は李士材《りしざい》が〝清降《せいごう》に偏《へん》する〟といったように、心火を（清涼剤をもって）降下させ過ぎるということはありませんか。心を一つに制すれば、気血が滞ることにならないでしょうか」

仙人は微笑みながら答えられた。

「それは違う。李士材はまたこうも言う。『火の性は炎上（燃え上がりやすいもの）である。だから、これを下ろさなければならない。水の性は下るもの、だからこれは上に昇らせなければならない。水が上がり火が下がるのを名付けて交《こう》という。交わることを〝卦〟では「既済《きせい》（ものごとの完成）」といい、交わらないのを「未済《びせい》（未完成）」という。交は生の象、不交は死の象である』と。

李士材が言う〝清降に偏する〟とは、医家・朱丹渓に学ぶ際に陥りやすい過ちを救おうとするものである。

古人もいっている。『相火《しょうか》、すなわち肝腎の火が昇りやすければ身体に障るからだ。水分を補うのは、水が火を制するからである』と。

火には君《くん》・相《しょう》の二義がある。

君火は上にあって静をつかさどり、相火は下にあって動をつかさどる。君火は一心の主であり、相火はそれを補佐するものである。そして相火には腎と肝の二つがある。肝は雷《らい》に比し、腎は龍《りゅう》に比せられる。だから〈龍を気海に帰せしめておけば、迅発《じんぱつ》の雷はない。また、雷を丹田という沢中《たくちゅう》に蔵しておけば龍が飛び出すことはない。海も沢も同じ水だからである〉というのは、炎上しやすい相火を制することをいった言葉であろうか。

また、心労があれば、身体は虚証を呈し、胸郭には熱がこもる。心気が虚弱になったときには、心火を下ろして腎に交える。これを補という。水火が交わる既済（ものごとの完成）の道である。あなたは、すでに心火が逆上して重病になったのだから、心火を下げなければ、世のどんな秘術を行じ尽くしても治ることはあるまい。

それに、わが風体が道士に似ているからといって、この教えを道術だとし、仏教と異なると思ってはいないか。これは禅なのである。いずれあなたもそのことに気づき、なるほどと合点し呵呵大笑することにもなろう。正しい観法は分別を超えた無観でなくてはならぬ。あれこれ多岐にわたり分別、はからいを費やす多観は誤った方法である。あなたはこれまで多観が過ぎたためにこのような重病になったのであるから、これを治すには無観の法によるのがよい。心火を下げて、丹田および足心の間におさめるならば、胸郭《きょうかく》はおのずから清涼になって、ものごとを比べはからう無用な分別の一点もなく、また、揺れ動く迷妄《めいもう》の念もなくなるであろう。これが真の観法であり、清浄観《しょうじょうかん》という。

あなたは今、しばらく坐禅をやめるといったがその必要はない。仏は次のようにいっている。〈心を足心におさめれば、百一の病を治す〉と。阿含《あごん》経典には軟《なん》酥《そ》を用いる観法があって、心の労疲を救うのに最も効果がある。

天台智顗《ちぎ》大師の『摩訶止観《まかしかん》』には禅病が論じ尽くされている。治病法もきわめて精密に説かれている。十二種の息法によって多くの病を治すという。臍輪《ざいりん》に豆粒があると観想する方法などもあるが、その大意は、心火を降下して丹田および足心におさめることを至要とする。これらの方法はただ病を治すばかりではない。大いに禅観《ぜんかん》を助けることとなる。

また、繋縁止《けえんし》・体真止《たいしんし》という二種の止観《しかん》の方法がある。体真止とは、無明顛倒《むみょうてんどう》そのままが実相真如《じっそうしんにょ》であると観想《かんそう》することであり、一方、縁に随《したが》いつつも移ろいゆくその姿に心を動じさせない観法・繋縁止は、心気を臍輪・気海・丹田の間におさめ守ることを第一とする。修行者がこの方法を実行すれば、必ず大きな利益があるだろう。

永平《えいへい》の道元《どうげん》禅師は入宋《にっそう》して天童山《てんどうさん》の如浄《にょじょう》禅師にまみえ、あるとき密かに教示を請うたとき、如浄禅師は「坐禅のときには、心を左の掌《たなごころ》の上におかなくてはならない」といわれたことがある。これが智顗《ちぎ》大師のいう繫縁止の大略である。智顗大師は、この繫縁止の内観によって、実の兄、鎮鍼《ちんしん》の末期の病を救われたのだが、そのことが『小止観《しょうしかん》』には詳しく書かれている。

また、白雲《はくうん》和尚は、『私はいつも心気を肚《はら》に充たすようにしている。教えを求め訪れた修行者に接し、その機根《きこん》に応じ教化し、また修行僧への説法や、大衆に向けての法話などをおこなう毎日だが、この方法は最も有効であり、年老いて、いよいよ利益が多いと思っている。誠に尊ぶべきである』といわれている。『素問《そもん》』には、『物にこだわらず欲を起こさず満ち足りておれば、真気はこれに従う。精神を内に守れば、病の入り込む余地はない』とあるが、この言葉に基づくものであろう。その『精神を内に守る』方法の要は、元気を一身の中に充塞《じゅうそく》させ、決して外に漏らさぬようにすることである。これが生を養う至要であることを知らなくてはならない。

彭祖《ほうそ》はいっている。『和神導気《わしんどうき》（錬気養生）の法は、まず部屋を閉ざし、牀《ゆか》を用意し、その敷物を暖め、枕の高さは二寸半。そこにまっすぐ仰向けになって、瞑目し、心気を胸に満たす。そして鼻先に羽毛が付いていても微動だにせぬように静かに息を吐くこと三百息。耳には聞くこともなく、目に入るものもなくなる。こうして寒暑にも、蜂やさそりの毒などいかなるものにも侵されず、三六〇歳までも生き、真人に近づくことであろう』と。

また、蘇東坡《そとうば》も次のように内観の法を説いている。『食事は空腹になってから食べ、腹八分目で止めておく。そして散歩をして、できるだけ腹が空くように努め、空腹のときに静かな部屋で端坐瞑目して、出入の息を数える数息観《すそくかん》を修す。一息から数え十に到り、十から数えて百に到り、百から千へと数えていくと、やがて身体は兀然《ごつねん》として動かず、心は寂然たること虚空に等しい。これを久しく続けていると、あるとき、ひと息おのずから止まって、出るのでもなく入るのでもなくなる』と。そのとき、体中の八万四千の毛穴から雲が蒸し霧が起こるように、無始劫来の諸病を除き去って、諸障が自然に除かれることを悟るであろう。たとえば、眼に障害を持った人が、忽然と視力を取り戻すようなものである。もはや人に道を尋ねる必要はない。必要なのは、いつも言葉を控えて、元気をたくわえ養うことである。だから『眼力を養おうとするならば常に眼を瞑《つむ》り、耳力を養おうとするならば耳を閉ざせ、心気を養おうとするならば常に黙せ』といわれるのである」

そこで私が、「軟酥《なんそ》を用いた内観の法をお教えいただけますか」とお願いすると、白幽仙人は次のように話された。

「坐禅をしていても、身体を構成する四つの要素、四大が調和せず、身心ともに疲れるようなときは、心に決めてこのような観想をするとよいだろう。まず、色も香りも清浄な軟酥（乳を煮詰めてつくったバターのようなもの）の、鴨《かも》の卵大のものを、頭のてっぺんに置いたと想像する。その絶妙な風味が頭蓋《ずがい》から浸《し》み込み、だんだんと浸みわたり下ってきて、両肩から左右の腕、そして両乳・胸郭の間、さらには肺・肝臓・腸・胃、そして脊梁骨《せきりようこつ》、臀骨《とんこつ》へと、次第に浸みていく。こうして、下に浸み流れるときに、胸の中につかえた五臓六腑の気の滞《とどこお》りや、その気水の滞りに起因する痛みは、それとともに、水が下に流れつくように、ありありとその模様を感じ取ることができよう。そして、体中を巡り流れ、両脚を温め潤し、足心に至って止まる。

そのとき、次のように観想しなさい。この浸浸と浸み込みながら流れ下ったものが溜まって、一身を温めひたすこと、よい香りのする薬草を良医が調合しそれを煎じてたらいに湛え、臍輪以下を漬けひたしたようである、と。すべては唯《た》だ心の現われであるから、このように観想すれば、たちまちめずらしい香気を嗅ぎ、身体は柔らかなものに触れるようであり、二、三十歳の青年のときよりはるかに勝るようである。こうして、気血の滞りは消え、胃腸の調子もよく、覚えず肌の色艶もよくなるのである。

この観想を努めて怠たらなければ、どんな病も治り、積めない徳があるであろうか。また、いかなる仙道も成就することができ、いかなる道も極めることができるのである。その効験に遅速はあるが、それはこの法を熱心に修するかどうかによるだけのことである。

自分も若い頃は多病で、あなたの十倍も苦しんでいた。あらゆる医者にかかって、あれこれ手立てを尽くしたが治病は叶わなかった。そこで、神々に祈り神仏のご加護を請い願ったところ、何の幸いであろうか、この軟酥の妙術を伝授することができ歓喜に堪えない。そして綿々とこの法を精修したところ、ひと月もせぬうちに、病の大半は消えてしまった。

以来、身心ともに軽快で、はからいをすべて捨て切ってしまったら、歳月も忘れ、世間にたいする関心すら次第に薄れ、通俗的な慣習も欲もなくなったようだ。今齢《よわい》何歳なのかも忘れてしまった。

かつて、わけがあって若狭《わかさ》の山中に三十年ばかり潜んだことがあった。世間では誰もこれを知る者はない。これまでのことを思うと、まるで、一睡《いっすい》の夢のようである。今はこの無人の白川山中に、老いさらばえた肉体を放って、木綿の単衣《ひとえ》二、三枚で暮らしているが、厳冬の夜の寒さでも病を得ることはない。五穀が断えて、ややもすれば数ヶ月の間食べなくても、凍え飢えることもない。すべてこの内観の力によるものでなくて何であろう。さて、これで、一生用いても尽かさざるの秘訣を伝授しおわった。この上、何をいえばよいのだろう」

こういい終わって、仙人は目を閉じて黙坐された。

私は、涙を浮かべながら礼を尽くし、辞した。

ゆっくりと洞穴の入口を下ると、梢《こずえ》には残陽がかかっていた。そのとき、下駄の音が山中にこだました。驚いてあたりを見回すと、遙かかなたに岩窟を離れて仙人自らが私を送ってこられたのであった。

「人も入らぬ山路で方角もわからず、恐らく迷い困ることになるだろう。帰り道を案内しましょう」

と、足駄を履き杖をついて岩を踏み、険しい山道を平地を歩かんばかりに身軽に談笑しながら先導してくださるのであった。山路を一里ばかり下ると、来るときに通った渓谷に出た。仙人は、「この流れに沿って下っていけば白川村に到るであろう」と帰っていかれた。

私は別れの悲しみに立ち尽くし、目を離さず仙人をお見送りした。その後ろ姿は、勇壮にして飄然として、世を離れ天に昇るかのようであった。私はそのお姿を羨《うらや》み、かつ尊敬の念を抱き、もはや、このような方に出会える機会は生涯ないだろうと思ったのだった。

それから駿河《するが》に戻って、伝授された内観の法をひそかに修めた。やがて三年もせぬうちに、もろもろの病は、医薬を借りず鍼灸を用いることなく自然に治癒されていたのである。しかも、病が治っただけではない。それまで手のつけようもなく歯も立たなかった公案がすらりと透《とお》り、大歓喜を得ることおよそ六、七回。加え小悟を得て歓喜したことは数え切れない。大慧禅師の「大悟十八度、小悟その数を知らず」という言葉は決して嘘ではなかったのである。

昔は、足袋《たび》を二、三足重ねて穿《は》いても、足は氷雪に浸けているかのように冷え切っていたものを、今では真冬の厳寒の日でも足袋を穿かず、火鉢なしで過ごしている。歳も七十を超えたのに病もなく済んでいるのは、すべてこの内観という神術のおかげというものであろう。

老いさらばえた白隠が、でたらめ話で人を惑わすなどと思ってはならない。ここに伝えた話は、生まれながらに素質があって、一言の下に悟るようなすぐれた修行者のためではない。私と同じような鈍根で、労病を患っている人たちに向けて書いたものなのだ。よく読み子細に観察されるならば、必ずやいささかの補いになることであろう。

只だ恐るらくは、別人の手を拍して大笑せんことを。何が故ぞ。馬《うま》、枯箕《こき》を咬《か》んで、午枕《ごしん》に喧《かまびす》し。

宝暦七年正月二十五日

第三章

『夜船閑話』にみる気功健康法

それでは『夜船閑話』にみる健康法を、気功という視点からながめていきましょう。ポイントとなる部分を抜粋し、それに意訳を付し解説していくことにします。

病を得た白隠禅師

伏《ふ》して承《うけたまわ》る。老師《ろうし》の古紙《こし》堆中《たいちゅう》、夜船閑話《やせんかんな》とかや云《い》へる草稿《そうこう》あり、書中多く氣を錬《ね》り精《せい》を養《やしな》い、人の營衛《えいえ》をして充《み》たしめ、専《もっぱ》ら長生久視《ちょうせいきゅうし》の秘《ひ》訣《けつ》を聚《あつ》む。謂《いわ》ゆる神仙錬丹《しんせんれんたん》の至《し》要《よう》なりと。是故《このゆえ》に世の好事《こうず》の君子是《これ》をもふ事、荒旱《こうかん》の雲霓《うんげい》の如し。

承りますところでは、白隠老師のもとに『夜船閑話』という草稿がおありで、それは気を練《ね》り精を養い、気血の作用をよくする長生の秘訣を集めた、神仙練丹《しんせんれんたん》の綱要《こうよう》を説かれたもののことですが、まさに世間の好学者にとって待望の書と存ずる次第です。

仄聞《そくぶん》するところによると、禅師は「夜船閑話」という養生の書をお持ちのようですが、これを出版させてくれませんかと京都の本屋さんが願い出ているわけですから、この時代も養生に対する一般の関心は決して低くはなかったものと思われます。

気を錬り精を養うは不老不死を願う道教の修養法で、具体的な方法としては当時の導引吐納《どういんとのう》法、現在の気功のことでしょう。そして長生久視とありますから、気功によって不老不死の境地に至るというのが養生の目標だったようです。

ただ、不老不死の道を極め、果ては仙人になろうというのですから、青雲の志にも似た夢があるところが、たんに馬齢を重ねるというのと違って、ほのぼのとしたよさがありますね。

若是參禪辨道《もしこれさんぜんべんどう》の上士《じょうし》、心火逆上《しんかぎゃくじょう》し、身心労疲《しんしんろうひ》し、五内調和《ごだいじょうわ》せざる事あらんに、鍼灸薬《しんきゅうやく》の三つを以って是《これ》を治《ち》せんと欲せば、縦《たと》ひ華陀《かだ》扁倉《へんそう》と云へども、輙《たやす》く救ひ得る事能《あた》わじ。我に仙人還丹《せんにんげんたん》の秘訣《ひけつ》あり。你《なんじ》が輩《とも》がら試《こころ》みに是を修《しゅ》せよ。

参禅修行によって心火逆上すれば、身心ともに疲れ、五臓の調和が乱れることがある。これを鍼・灸・薬の三つをもって治そうとしても、それはどんな名医であっても可能ではない。しかしながら、わたしには「仙人還丹《げんたん》の秘訣」というものがある。弟子たちよ、試しにこれを修してみなさい。

修行が過ぎて、身心疲労し、体調を崩した場合には、これを鍼と灸と漢方薬といった当時の医療をもってしても、治癒は無理だといいます。たとえ、その道の大家、華陀《かだ》、扁鵲《へんじゃく》、倉公《そうこう》をもってしてもだ、といいます。

華陀は、三国時代の魏《ぎ》の名医、彼の編み出した五禽戯は気功の一種ですし、扁鵲は戦国時代の名医。患者を一目見ただけで診断を下したといわれているくらいで、どちらかといえば人間まるごとを見るホリスティック医学に通ずるところがあります。

そして倉公は前漢時代の名医。

こうした名医たちにしても、その医術のみに頼ったのでは、この不調を治すことはできない。これを治すことのできるのは、わが還丹の法のみと言い切っています。

丹は丹薬のこと。還丹とは丹薬を練ること。つまり不老不死の方法、養生法といってよいでしょう。医術は駄目で、これに如かずというのですから、相当な自信です。当時の医術といえば湯液《とうえき》と鍼灸。レベルはどうでしょうか。現在よりも劣っているとは思えません。

先日も、早朝、私が自室で仕事をしているところへ、竹馬の友がやってきて、おい！　西洋医学は駄目だなあと言います。なんのことかと思ったら、この友人、後頭部痛に悩まされ、私の病院の内科を受診したところ、いろいろ検査をした挙句《あげく》、これは大後頭神経痛だといって、内服薬が処方されたが、少しも効かない。仕方がないので、以前、私の病院に勤務していて、二年ほど前に開業した鍼灸師に診せたところ、たった一回で完治したと目を丸くしています。

現在だって、このレベル、往時は、現在よりも優るとも劣らないと考えれば、それほど捨てたものではないはずですから、心火逆上といった心に起因する病は、養生に如かずということなのでしょう。

現在でも、がんのような身体だけでなく、心にも生命《いのち》にも深くかかわる病気には、医療と養生の統合されたホリスティック医学をもってしなければならないということと相通ずるものがあるようです。

そして、内観の法の実際です。

内観の法

若《も》し此秘要《このひよう》を修《しゅ》せんと欲せば、且《しば》らく工夫《くふう》を放下《ほうげ》し話頭《わとう》を拈放《ねんぽう》して先《まず》須《すべか》らく熟睡一覚《じゆくすいいつかく》すべし。

この秘訣を修めるには、参禅工夫《さんぜんくふう》はひとまず置いて、ぐっすりひと眠りすることだ。

まずは公案工夫《こうあんくふう》を投げ捨て、リラックスすることですよ、と言います。リラックスして副交感神経をスタートラインに着《つ》かせよというのでしょう。呼吸法の効果の第一は、呼気に集中することによって副交感神経を優位にすることにあります。だからリラックス、そして、その下地をつくろうというのです。

しかし、臥位《がい》になってリラックスすれば、当然のことながら睡くなります。実際に、昔、私も就床してすぐに、この内観の法を試みたことがありますが、五分ともたないのですよ。あっという間に眠りについてしまうのです。

考えようによっては寝付きが悪くて困っている人が睡眠導入剤の代わりにやるのはいいかもしれません。しかし、これで眠りについてやるぞという意識が強過ぎると、内観の法にも集中できず、さりとて眠れもせずといった虻蜂《あぶはち》取らずになってしまいます。
だから、いったん熟睡したあとで目覚めたときにやりなさいと言うのでしょう。高齢になるにつれ夜中に目が覚めてしまって、再び眠りにつくのに苦労する人が少なくないようですから、こういうときにやることにするのもよいかもしれません。
そして、いよいよ開始です。

長《なが》く兩脚《りようきやく》を展《の》べ、強《つよ》く蹈《ふ》みそろへ、一身の元氣をして臍輪氣海丹田《ざいりんきかいたん》《でん》、腰脚足心《ようきやくそくしん》の間に充《み》たしめ、時々《じじ》に此觀《このかん》を成すべし。

兩脚を伸ばし強く踏み揃え、体中の元気を臍輪《ざいりん》、気海《きかい》、丹田《たんでん》、腰脚《ようきやく》、そして足《そく》心《しん》に充《み》たすようにするのである。それから次のように観想してみるがよい。

気海丹田は先に述べたように、内なる生命の集約されたもの。ここにしっかりと意識を集中しようというのですから、これはまさに気功の基本といってもよいでしょう。

　気功の三要は調身、調息、調心ですが、この短い文章のなかに三要が込められています。まず両脚を伸ばして強く踏み揃え、気海丹田、腰脚足心に気を充たすということは下半身を充実させることですし、そのためには肩の力が十分に抜けていなければなりませんから。これは上虚下実《じょうきょかじつ》（上半身の力が抜けて下半身に気が漲《みなぎ》っている姿勢）という調身の基本型です。

　さらに、一身の元気を気海丹田、腰脚足心に充たしめるためには、呼気時でないと不可能です。息を吸いながらでは無理で、吐く息に集中することによって初めて下半身に気が漲っていくのですから、これは調息にも言わずと言及しているわけです。

　多くの功法のなかには敢《あ》えて調息、つまり呼吸法に言及していないものも多いのですが、調息がなければ三要が成立せず、三要が揃わなければ気功ではないわけですから、気功に携わる者すべて調息を意識しています。

　基本的には気功の調息は呼気を重視した逆腹式呼吸です。つまり吐く息に気持ちを込めて、下腹部をせり出していくのです。ここではまさにこのことを言っているのです。

そして、時々に此観を成すべし、です。これは調心にほかなりません。気功の調心に無念無想のことではなく、何かに集中する心です。だから、此観を成すべしなのです。

我《わ》が此《こ》の氣《き》海丹田《かいたんでん》、腰脚足心《ようきゃくそくしん》、總《そう》に是《これ》我が本來《ほんらい》の面目《めんもく》、面目何《なん》の鼻孔《びくう》かある。

我が此の氣海丹田、總に是我が本分《ほんぶん》の家郷《かきょう》、家郷何《いず》れの消息《しょうそく》かある。

我が此の氣海丹田、總に是我が唯心《ゆいしん》の淨土《じょうど》、淨土何の莊嚴《しょうごん》かある。

我が此の氣海丹田、總に是我が己身《こしん》の彌陀《みだ》、彌陀何の法をか說く。

と呼気に合わせて、打ち返し打ち返し念ずるのです。これこそ調心です。本来の面目とは本当の自分、すなわち自己（セルフ）ということでしょう。丹田に集約された生命場こそ、自己にほかならないというのです。

親鸞佛教センターの本多弘之師によれば、浄土は〝本願の場〟といいます。浄土はまぎれもない場ですが、その場を構成しているものは一切を救おうという弥陀の願い、つまり本願だといいます。浄土はいずこに在りや、それはわが丹田に在りというのです。

その浄土である丹田は、阿弥陀佛そのものだと強調しているのでしょう。

上虚下実の達成

妄想《もうぞう》の功果《こうか》つもらば、一身《いっしん》の元氣《げんき》いつしか腰脚足心《ようきゃくそくしん》の間に充足《じゅうそく》して、臍下《さいか》瓠然《こぜん》たる事、いまだ篠《しの》打ちせざる鞠《まり》の如《ごと》けん。

この観想《かんそう》の効果が積もれば、一身の元気いつしか腰脚足心に充足して、臍下《さいか》が瓢箪《ひょうたん》のように充実してくること、篠打《しの》ちして柔らかくする前の固く張った蹴鞠《けまり》のごとくである。

そうして観想すなわち調心に励んでいると先天の気、後天の気とともに腰脚足心に充ちみちて、下腹部はひさごのように張り出し、その固さたるや、いまだ篠打ちする前の鞠のようだというのです。上虚下実の達成です。

調身、調息、調心は気功の三要素ですが、どれがいちばん大事ということはなく、三者は互にもたれ合っていて、一が向上すれば、二と三にも影響を与え、三者はスパイラルに向上していくということを説いているのでしょう。

さらに、呼気とともに下腹をせり出していくのですから、これは逆腹式呼吸といえましょう。ご承知のように、腹式呼吸には順と逆の二法があります。順式は吸気で腹部が膨らみ呼気で平坦になるものをいい、逆式はその反対に、吸気で平坦になり呼気で膨らむものをいいます。順というくらいですから順式のほうが自然なのかもしれませんが、どちらがよりよいということではなく、双方を使い分けていけばいいのではないでしょうか。

　そうして腹式呼吸をおこないながら、丹田を意識すれば、これが丹田呼吸法です。どう意識するのか。簡化外丹功《かんかがいたんこう》のように金色のテニスボールを意識してもよいでしょう。私自身は下腹部の小腸、大腸、膀胱、子宮と附属器などを包括する空間をイメージします。そして呼気とともにこの空間のエネルギーが上昇していくのをイメージするのです。

　そして、ここが大事なところなのですが、丹田は決して閉鎖された空間ではなく外界の空間と繋《つな》がっています。外界の空間の集約されたものは虚空にほかなりません。

　外界の空間を代表する虚空と、内なる生命場代表の丹田とが交流して初めて丹田呼吸が成立するのです。呼気で丹田の気を虚空に伝え、吸気で虚空の気を丹田に呼び込むのです。虚空は三千とも四千ともいわれる宇宙を孕《はら》んでいる、きわめてエネルギーの高い空間ですから、当然、その気は私たちの体内のそれよりははるかに高いエネルギーを持っています。

　だから一呼一吸、虚空の気が丹田に入り込むことによって丹田の気は次第に高まってくるのです。これでこそ丹田呼吸です。ただ、横隔膜だ、太陽神経叢だ、副交感神経だと現代医学的に説明しているだけではたんなる腹式呼吸の域を出ることはできません。丹田の気である生命《いのち》（ソウル）と虚空の気であるいのち（スピリット）が響き合い交流することによって初めて丹田呼吸と呼ぶことができるのです。丹田呼吸とはもともと、このようにスピリチュアルなのです。

虚空と一体となる

此《ここ》において重ねて心に竊《ひそ》かに謂《おも》へらく、縦《たと》ひ此真修《このしんしゅ》を修《しゅ》し得て彭祖《ほうそ》が八百の歳時《さいじ》を保《たも》ち得るも、唯是《ただこれ》一箇頑空無智《がんくうむち》の守屍鬼《しゅしき》ならくのみ。老狸《ろうり》の舊窠《きゅうこう》に睡《ねむ》るが如し。終《つい》に壞滅《えめつ》に歸《き》せん。何が故《ゆえ》ぞ、今既に獨《ひと》りも葛《かつ》洪《こう》、鐵拐《てっかい》、張華《ちょうか》、費張《ひちょう》が輩《ともがら》を見ず。

ところが、ここに至って重ねて考えてみたのである。中国の導引術遣《どういんじゅつづか》い、齢《よわい》八百年に達した彭祖《ほうそ》にしたところで、ただ生きているだけならば、愚かにも死骸の番をしている幽鬼のようなものではないか。これでは、古狸《ふるだぬき》が穴の中で眠りこけているようなもので意味がない。生まれたからには、いくら生きても最終的にはやはり死ぬのだ。葛洪、鉄拐、張華、費張などという仙人がいくら長生きしたからといって、それらの仙人を現在見ることができようか。長生きしたとはいえ、やはり、皆、死んでいくのだ。

要するに不老長寿はこの方法の目的ではありませんよ。本当の目的は以下に述べるとして、不老長寿はあくまでも附加価値のようなものですよと言っているのです。

人生の価値はその長さによって決まるのではなく、その質によるのではないでしょうか。その質とは何か。日々、内なる生命場のエネルギーを高め続けて、死の直前に一気に加速して死の壁を突き破って死後の世界に突入する。これを成し遂げて初めて生の質を云々できるのではないでしょうか。

だから、いくら輝ける人生を送ってきた人でも、この最後の突入に失敗すれば、すべてを失うに等しいと考えているのです。少し厳し過ぎるかもしれませんが、私は、それほど、この最後の突入を大事に思っているのです。楽しみにしているといってもよいかもしれません。

如《し》かじ四弘《しぐ》の大誓《たいせい》を憤起《ふんき》し、菩薩《ぼさつ》の威義《いぎ》を學び、常に大法施《だいほっせ》を行じ、虚空《こくう》に先《さきだ》って死せず、虚空に後《おく》れて生ぜざる底《てい》の不退堅固《ふたいけんご》の眞法身《しんほっしん》を打《た》殺《せっ》し、金剛不壊《こんごうふえ》の大仙身《だいせんしん》を成就《じょうじゅ》せんにはと。

それよりは、四弘誓願《しぐせいがん》による菩提心《ぼだいしん》を奮い起こし、菩薩《ぼさつ》の威儀《いぎ》に学び、仏法の教えを説き、虚空《こくう》に先立って死なず、虚空に遅《おく》れて生まれないというほどの、不生不滅であって虚空と同じ歳といった境地、不退堅固《ふたいけんご》の真の仏法の姿をこの身をもって体現しようではないかと。

不老長寿を得ようなんて不心得な心を抱くのではなく、しっかり修行に励んで、虚空と一体となって、生きながらにして、ダイアモンドのように堅固な大仏身にならなければならないというのです。たしかに、これは坐禅の究極の目的でしょう。しかし、同時に気功の目的でもあるのです。

気功という名称の発案者である劉貴珍《りゅうきちん》さんは、正気を養うことを主たる目的とする自己鍛練法を気功と呼ぶと定義しています。日々正気を養うことによって、内なる生命場のエネルギーを高め続け、死してのち虚空と一体となるというのが本来の養生でしょう。そのための方法論の一つが気功なのです。病を未然に防いだり、慢性疾患の回復をはかったりというのは、決して気功の本来の目的ではなく、これもまた附加価値の一つなのではないでしょうか。白隠さんもこのことを言っているのですよ。

新呼吸法「時空」の誕生

二十八年前、最初の訪中のとき初めて気功に触れ、これこそ中国医学のエースだ！　とばかりに中西医結合によるがん治療の柱に据えたときは、私も、気功をがんの治療に役立てようと考えていたのです。

ところが、春夏秋冬、十年一日のごとく気功を続けているうちに、白隠さんと同じ気持ちになって来たのです。つまり、気功の本当の目的は虚空と一体となることではないのかと。

虚空に先《さきだ》って死せず、虚空に後《おく》れて生ぜざる底の、とはすなわち虚空と一体となることでしょう。それにしてもいい表現ですね。『夜船閑話』のなかでも、いちばん好きなところです。

そして生きながらにして金剛不壊の大仙身を成就することができれば、これはもう言うことはありません。しかし私は白隠さんのような佛道の人ではありませんから、そこまでは欲張りません。ただ、やがて死してのち、虚空と一体となる日のリハーサルをしているのだと考えるようになったのです。

そうだとすれば、虚空をはっきり意識した気功をわがレパートリーのなかに据えるべきではないかという思いから〝新呼吸法「時空」〟をアレンジするに至ったわけです。虚空を意識した功法といえば、たとえば「智能功」があります。だから「智能功」でもよかったのですが、やはり、自分なりのストーリーを持った功法が欲しかったのです。

ストーリー（Story）というよりはナラティブ（Narrative）のほうが適切かもしれません。気功に虚空への旅という意味を持たせるとすれば、どうしてもナラティブが欲しくなるではありませんか。ナラティブとは物語です。練功のたびに自らの物語を紡《つむ》いでいくなんて、なんともロマンティックではありませんか。

功法のアンチエイジング効果

馬年《ばねん》、今歳古稀《こんさいこき》に越へたりと云へども半點《てん》の病患《びょうげん》なく、齒牙《しげ》全く搖落《ようらく》せず、眼耳《げんに》次第に分明《ふんみょう》にして、動《やや》もすれば靉靆《あいたい》を忘《わす》る。毎月兩度の法《ほっ》施《せ》、終《つい》に怠倦《たいけん》せず。請《しょう》に侘《た》方《ほう》に應じて三百五百の海衆《かいしゅ》を聚會《じゅえ》して、或は五旬七旬を、經《きょう》に録《ろく》に、雲水《うんすい》の所望《しょもう》に随《したが》って胡《う》説亂道《せつらんどう》する者大凡《およそ》五六十會に及ぶと云へども、終《つい》に一日も罷講齋《はこうさい》を鎖《とざ》さず。身心健康、氣力は次第に二三十歳の時には遙《はる》かに勝《ま》されり。是皆《これみな》彼の内観の奇功に依る事を覺ふ。

いま七十を越える歳になったが、少しの病、患うこともなく、歯も抜けず目や耳もはっきりしており、ときには老眼鏡を忘れることもある。月に二度の法話も怠ったことはない。求めに応じて、三百人、五百人を集め、あるいは五十日、七十日、経典や祖録《そろく》の提唱《ていしょう》をすること五、六十会にも及ぶのだが、その間、一日も休んだことはない。身心ともに健康で、気力は二、三十代のときよりはるかに勝っている。すべてこの内観の法の奇功によると思うのである。

古稀を迎えて、この元気、頭が下がります。私の古稀のときはどうだったでしょうか。歯は少しずつ傷んで、左右の下側の奥歯は入れ歯です。眼はもともとの近視に老眼ですがこれはあまり苦になりません。『広辞苑』を見るのに虫めがねを使うくらいでしょうか。耳は右が難聴に耳鳴り、これはかなり不便をしています。右側の人に話かけられると、よく聴こえないこともあり、聴き返すことがしばしばです。

このように身体的には白隠さんにかなり遅れを取っていますが、仕事に対する情熱と仕事量では白隠さんにもそうは負けていません。川越の病院で月曜日と金曜日は終日外来、がん患者さんばかり五、六十人の診療ですから、これはずしりとこたえているはずですが、患者さんたちからいただく喜びもありますから、気力は十分に充実して臨んでいます。

火曜日は病棟回診と養生塾。さらに毎日、新しく入院された患者さんとの面談と、毎日郵便でやってくるホメオパシーの診断などがあって、朝六時二十分に病院に入ると夕方六時三十分のビールまでのおよそ十二時間、まったく息付く暇もありません。その上に水曜日と木曜日は池袋の帯津三敬塾クリニックで診療です。水曜日の午後は講演に当てることも多いので、実際には一日半の診療というところでしょうか。

こちらは一人の患者さんにかける診察時間を十分に取ろうと始めたわけですが、開設四年を超えた今、患者さんは増える、時間は取りたいの攻めぎ合いのなかで、大体一時間に四人といったところでしょうか。決して、十分とは言えませんが、それでも川越よりはかなり余裕があります。

土曜日と日曜日はほとんどが講演です。ここ十年くらい年間百回の講演のペースは変わりません。それでは、いつ休むのかと問われそうですが、往復の機内や車内がゆっくりと休める至福の時間なのです。

その上に原稿です。大は単行本から小は短いエッセイまで年がら年中、締め切りに追われています。気持ちの休まるときがないと言いたいところですが、だんだん図々しくなってきて、多少の遅れは気にならなくなってきました。

原稿を書く時間は早朝です。大体午前四時半からの二、三時間といったところでしょうか。火曜日と水曜日は池袋のクリニックでの仕事のためにホテルに泊まっていますし、土日も講演に備えてホテルに泊まっていることが多いので月の半分はホテル泊まりです。その早朝が原稿書きに当てられるというわけです。

こうしてみると結構忙しいですね。白隠さんの忙しさにも決してひけを取らないですね。実は七十歳、古稀を迎えたとき、もう俺も老人の仲間入りかと愕然《がくぜん》として、キケローの『老年について』（岩波文庫）を読んでみました。

死のとらえ方

キケローは古代ローマの哲学者にして政治家です。享年《きょうねん》六十四歳ですから、この時代の老年は六十歳前後を指したのでしょうか。彼は老年が惨めなものと思われる理由を四つ挙げています。

一、老年は公の活動から遠ざけるから
二、老年は肉体を弱くするから
三、老年はほとんどすべての快楽を奪い去るから
四、老年は死から遠く離れていないから

キケローはこの四点を検討していき、老いはそれほど惨めなものではないこと

を示すわけですが、白隠さんは古稀にして、この四点をまさに一蹴しているではありませんか。

これまで以上の布教と教育活動、さらに身心健康、気力は二、三十歳のときに遙かに勝るというのですから、（一）と（二）は問題になりませんね。快楽はどうでしょうか。世間的な快楽はまったく関係なく、道を求めることが快楽とすれば、これも問題ありません。

キケローの言う快楽は主として饗宴と色事ですが、白隠さんに代わって私の場合を披露すれば、ローマ時代のそれとは意味合いが異なるとはいえ、私自身はもともと宴会は嫌いですので、よしんば宴会が少なくなっても痛痒《つうよう》を感じません。むしろ大歓迎といったところです。

宴会は嫌いですが、酒を飲むことは嫌いではありません。人一倍好きなほうと言ったほうがよいかもしれません。古稀を迎えて、このことに支障を来したかというと、まったくそんなことはありません。

若いときから、相手が有れば好し、なくともまた好し、ただひたすらに晩酌を楽しむという酒ですから、歳を取ったからといって何もハンディキャップは生じません。むしろ、年を経るにしたがって晩酌の楽しさは増して来たようです。

色事についてはどうでしょうか。これは一人ではできませんから酒のようなわけにはいきません。むずかしさは年齢とは関係ないのではないでしょうか。身体的にはたしかに衰えてくるでしょうが、精神的な面ではそれほど変わらないと思います。しかも、最近では、男も女もずいぶんと若くなりました。六十代はまだ十分に青春です。色気はむしろ年齢とともに滲み出てくるような気がします。

だからキケローが言うように、饗宴と色事のなくなるぶん、農作業を楽しめ！などということはまったくありません。

最後に、死が近くなるという点は、たしかに時計が刻む時間から見れば残り少なくなるわけですが、死までの時間とは、死を平生、どうとらえるかによって長くもなれば短かくもなるのではないでしょうか。死を洞察していき、生きながらにして生と死を統合してしまえば、もはや生も死も永遠です。死から遠く離れていないということはたんなる絵空事になってしまいます。

とすれば、若いときから日々、内なる生命場のエネルギーを高めていくことに精進すれば、古稀の白隠さんの境地は決して高嶺の花ではなくなってくるというものです。

身体と生命場

曰く、大凡生《おおよそしょう》を養《やしな》い長壽を保つの要《よう》、形を練《ね》るにしかず。形を錬るの要、神氣をして丹田氣海の間に凝《こ》らさしむるにあり。神凝《しんこ》る則《とき》は氣聚《きあつま》る。々々る則《とき》は即ち眞丹《しんたん》成る。丹《たん》成る則は形固《かた》し。形固き則は神全《しんまった》し。神全き則は壽《いのちな》がし。是《これ》仙人九轉還丹《きゅうてんげんたん》の秘訣に契《かな》へり

生を養い、長寿を保つ要《かなめ》、それは身体を錬《ね》ることに他ならない。身体を錬るときの要、それは、神気《しんき》を丹田と気海の間に凝《こ》らすことにある。神凝るときは気聚《あつ》まる。気聚まれば真丹《しんたん》は成《な》る。丹が成れば、身体は確固となる。身体が確固となれば心は完全になる。心が完全になるときは長寿を全うできるのである。これは

いわゆる仙人の九転還丹《きゅうてんげんたん》の秘訣、つまり、仙人が九回錬り上げて長生の薬をつくる秘術にも等しい。

これは宋の道士白玉蟾《はくぎょくせん》の語の引用といわれていますが、おおよそ生を養い長寿を得るに必要なことは身体を鍛えることである。身体を鍛えるためには先づ、心（意識）を丹田に集中することである。心を丹田に集中すると、虚空の場のエネルギーである生命が体内に聚まってきて内なる生命場のエネルギーは高まってくる。

この状態を真丹成るといい、丹が成るときは身体が健全になり、身体が健全なるときは心も健全になる。心が健全になって初めて長寿が得られるのだ！と言っているのです。〝形〟を身体（からだ、BODY）、〝神〟を心（こころ、MIND）、〝気〟を生命（いのち、SPIRIT）と考えると、話は実に整合性があるものとなります。

どういうことかと言うと、身体は目に見える、この肉体。生命は生命場のエネルギー。心は刻々と変化する生命場の状態が脳細胞を通して外部に表現されたものと考えることができます。

つまり心もその本体は生命場ということになり、身体、心、生命と三つに分ける代わりに身体と生命場（エネルギー場）の二つに分けることもできます。

では、身体と生命場はきっちりと分けられていて相入れないものかというと、そうではありません。身体といえども焦点をしぼって細かく見ていくと、筋肉にしても臓器にしても隙間だらけです。つまり、身体の中にも生命場は入り込んでいるのです。

だから、身体を鍛えるためには心を込めて内なる生命場のエネルギーを高めなければならないというのでしょう。身体と心と生命は互いに関係し合っているのです。

さらに私たちの生命場は閉ざされた存在ではなく環境の場と通じ合い、環境の場は虚空の場の一部には違いありません。だから、生命場のエネルギーが高まることを虚空の気が聚まると表現したのでしょう。

ただ、ここで誤解をしていただいては困るのは、この場合の「形」は「型」ではないということです。「型」は「かた」で、輪郭がはっきりしてゆるがない手本となるものをいい、「かた」を修得してから、そこに自分の個性や思考の「ち」を加えて、初めて生気溢れる「かたち」ができ上がる。

この場合の「ち」は「霊」で、「かた」に自分の「ち」を通わせることができないうちは、「型にはまる」だけで、形にはならない。型から形への仕上げが大切だといわれています（『話材』ＳＭＢＣコンサルティング株式会社編、徳間書店）。

気功なかんずく太極拳に励む者、このことを肝に銘じなければならないでしょう。

溢れ出る生命のエネルギー

さて、いよいよ白隠禅師が白幽子を巌居に訪ねる場面です。

簾子《れんす》の中を望めば、朦朧《もうろう》として幽が目を収めて端坐《たんざ》するを見る。蒼髪《そうはつ》垂《たれ》て膝《ひざ》に到り、朱顔麗《しゅがんうるわし》ふして、棗《なつめ》の如し。

簾を上げ中を覗けば、そこに端坐《たんざ》瞑目《めいもく》する白幽仙人の姿をおぼろげに見ることができた。白髪は膝まで伸びてはいるが、顔色は少年のように赤みを帯びて艶《つや》やかである。

京都白河の山中にて、初めて白幽老人に会ったときの印象です。朱顔麗ふして、棗の如し。血色がよくて人相がよいということでしょう。一八〇歳から二四〇歳にして血色がよいというのは信じられませんが、いずれにしても、かなりの高齢で血色がよく人相がよいというのは練功の賜《たまもの》でしょう。

気功の調身、調息、調心をおこなうことによって、血液の循環は間違いなくよくなりますし、内なる生命場のエネルギーが溢れ出ることによって人相がよくなるのでしょう。

二〇〇〇年の五月に発足した「楊名時太極拳二十一世紀養生塾」では太極拳の「型」の指導はほとんどおこないません。ただ、一挙手一投足、虚空を相手にして内なる生命場のエネルギーを溢れ出させていってくれればよいということなのです。

もっとも型がまったくわからなければ、太極拳になりませんから、最小限度は覚えてもらいますが、その型に執着することなく、生命を溢れ出させることに主眼を置くのです。相手はひとえに虚空。虚空と交流し、虚空のエネルギーを体内に入れ、体内のエネルギーを溢れ出させるのです。「型」はどうでもいいと言うのではありません。「型」はあとからついてくるものなのです。

たとえば、昔、上海市気功研究所をしばしば訪れている頃、姓名はすっかり忘れてしまいましたが、一人の気功の名手がいました。中年の四角な顔をした、いかつい体付きの男性です。この人が站桩功《たんとうこう》をするのです。「站」は立つ、「桩」は杭《くい》という意味ですから、文字通り杭を打ったように立ち続けます。

それでいてえも言われぬ風格があるのです。見る人を感動させるのです。ただ杭のように立つだけですから、「型にはまる」ということはありません。初心の頃から「型」を身につけることなど考えてもみなかったでしょう。

どのくらいこの気功をやっていますかと訊いたところ、四十年という答えが帰ってきました。そうか！　ただ杭のように立っていても四十年経つと内なる生命場のエネルギーが溢れ出て、見る人を感動させる気功になるのだろうと確信したものです。

太極拳の場合は動きが大きく、かつ動きに物語性がありますから站桩功の場合とは少し異なります。しかし、人を感動させるのは「型」ではなく溢れ出る生命《いのち》であることは同じです。

もう一つ、新しい発見がありました。養生塾が始まって二ヶ月ほどした頃、練功する塾生が例外なく誰も彼も実にいい顔をしているのに気が付きました。全身の「形」ということにかけては、とてもまだまだといったところです。これはやはり年数を必要とするのでしょう。しかし、虚空を意識して動いていると、太極拳をうまく舞ってやろうなどという邪心が消えて、それだけでも顔がよくなるのではないでしょうか。

その後、注意して見ていると、どのクラスも二ヶ月ほどすると皆さん顔がよくなってくるのです。時に応じて生命のエネルギーを溢れ出させることのできる人材を一人でも世に送り出そうという、私の目論見はまずは叶えられたのだとうれしくなりました。

　朱顔麗ふしてとは、この生命溢れる顔なのでしょう。因みに棗は中国では不老長寿の実とされています。このことも白隠さんの頭の中にあって、棗の如しとなったのではないでしょうか。

虚空――白隠さんの真骨頂

　孟軻氏《もうかし》の謂《いわ》ゆる浩然《こうぜん》の氣、是《これ》をひきいて臍輪氣海丹田《ざいりんきかいたんでん》の間に藏《おさ》めて、歳月を重ねて、是を守て守一《しゆいち》にし去り、是を養て無適《ぶてき》にし去て《さり》、一朝《いつちよう》乍ち《たちま》丹竈《たんそう》を掀飜《けんぽん》する則《とき》は、内外中間《ないげ》、八紘四維《はつこうしゆい》、總《そう》に是一枚の大還丹《げんたん》。此時《このとき》に當《あたつ》て初めて、自己即ち是天地に先《さきだ》つて生ぜず、虚空に後《おく》れて死せざる底《てい》の眞箇長生久視《しんこちようせいきゆうし》の大神仙なることを覺得《かくとく》せん。是を眞正丹竈功成《しんしようたんそうこう》る底《てい》の時節《じせつ》とす。豈《あ》に風に御《ぎょ》し霞《かすみ》に跨《また》がり、地を縮め水を蹈《ふ》む等の銷末《さまつ》たる幻事《げんじ》を以て懐《かい》とする者ならんや。大洋を攪《か》ひて酥酪《そらく》とし、厚土《こうど》を變《へん》じて黄金とす。

孟子のいう「浩然の気」である。これを下腹部の臍輪《ざいりん》・気海・丹田の間におさめるのである。これを歳月を重ねて続け、守一に心をこらしていき、丹田にこの浩然の気を錬り養うならば、外に仙薬など求める必要はない。そのとき、内も外も中も、四方八方も全宇宙すべてが一箇の大還丹にほかならない。

ここまできて初めて、この自己がそのまま「天地に先立って生ぜず、虚空に遅れて死せざる」というような、不生不滅の真の長生の大神仙であるとわかるであろう。真の錬丹が成就されたのである。もはや風や霞に乗って空を飛んだり、地を縮めて距離をかせいだり、水上を歩くなどといった瑣末な仙術ではない。大海を攪拌精錬《かくはんせいれん》して酥酪《そらく》にし、大地を黄金に変えるほどのものである。

ここの部分が『夜船閑話』ひいては白隠さんの真骨頂というべきところでしょう。

『孟子』のなかに登場する「浩然の気」は「天地の間に充ちた気」という意味ですが、これは気の歴史上きわめて大事な位置を占めています。

どういうことかといいますと、中国の歴史のなかで、「気」という文字が初めて書物に登場したのは『論語』だといわれています。「辞気」（言葉を発するときの勢い）、「屏気《へいき》」（息をひそめる）、「食気」（食欲）、「血気」（血液循環機能）の四つの「気」です。

これらはすべて人間の生理現象にかかわるもので、道徳的な『論語』の思想らは関係ありません。思想上の重要な概念として登場するのが、この「浩然の気」だったのです。さすがは白隠さん、このことを見逃していません。

ついで『荘子』では「人の生まるるや、気の集まるなり、集まればすなわち生をなし、散ずればすなわち死をなす」と初めて生命とのかかわりが強調されます。

そして『老子』では「道は一を生じ、一は二を生じ、二は三を生じ、三は万物を生ず。万物は陰を負いて、陽を抱き、冲気《ちゅうき》をもって和をなす」と宇宙の生成論に発展していきます。

このようにして少しずつ形ができてきた「気」の思想は『黄帝内経《こうていだいきょう》』という書物に至って医学理論と結び付き、中国医学の体系化の基礎となります。

このように「気」の歴史のなかでの大事な存在である「浩然の気」を臍下丹田におさめて年月を重ねると、いつしか内なる生命と時空を超えて広がる虚空、大いなるいのちが一体となって虚空いっぱいの大きな仙薬になってしまうというのです。不老不死の仙薬を製造するかまどなど無用の長物として斥《しりぞ》けてしまうのですから、白隠さんの面目躍如といったところでしょう。

そして、ここで「天地に先って生ぜず、虚空に後れて死せざる底の」という名文句が再び登場します。「序」では「虚空に先って死せず、虚空に後れて生ぜざる底の」と生と死が逆になっています。どちらにしても虚空と一体となるということを言っているのであって、他意はないのでしょう。

とにかく生きながらにして虚空と一体となることがすべてであって、空を飛んだり水上を走ったりといったことは枝葉末節であると言っているのです。ここぞ白隠さんの真骨頂というべきでしょう。

心の健康とは

夫《そ》れ観《かん》は無観《かん》を以て正観《せいかん》とす。多観《たかん》の者を邪観《じゃかん》とす。向きに公、多観《かん》を以て比《この》重症を見る。今是を救ふに無觀《かん》を以てす。

正しい観法は分別を超えた無観でなくてはならぬ。あれこれ多岐にわたり分別、はからいを費やす多観は誤った方法である。あなたはこれまで多観が過ぎたためにこのような重病になったのであるから、これを治すには無観の法によるのがよい。

公案工夫をあれこれ思い巡らすといった多観によって病を得たのだから、これを治すには、まずは無観を以てしなければならないと言います。

現代ホメオパシー界の第一人者と目されているギリシャのジョージ・ヴィソルカス教授をエーゲ海に浮かぶ小島アロニソス島に訪れたことがあります。

そのとき、あなたは大学で健康についての定義を学んだことがありますかと問われました。はて？　と記憶をたどろうとしましたが思い出すことができません。

彼の定義はというと、

①身体の健康は苦痛からの解放

(Freedom from Pain)

②心の健康は情念からの解放

(Freedom from Passion)

③生命《いのち》の健康は利己主義からの解放

(Freedom from Egotism)

というものでした。

なかなかいい定義だと思いましたが、この情念からの解放が、この無観に繋がるのではないでしょうか。

寛放――呼吸法の極意

天台の摩訶止観《まかしかん》に、病因を論ずる事甚《はなはだ》尽《つく》せり。治法《ちほう》を説く事も亦甚だ精密なり。十二種の息あり、よく衆病《しゅびょう》を治《ち》す。臍輪《ざいりん》を縁《えん》じて豆子《とうす》を見るの法あり。其《その》大意、心火を降下《こうげ》して丹田及び足心に収《おさむ》るを以て至要《しよう》とす。但病《ただやまい》を治《ち》するのみにあらず、大ひに禪観《ぜんかん》を助《た》すく。

天台智顗《ちぎ》大師の『摩訶止観《まかしかん》』には禅病が論じ尽くされている。治病法もきわめて精密に説かれている。十二種の息法によって多くの病を治すという。臍輪《ざいりん》に豆粒があると観想する方法などもあるが、その大意は、心火を降下して丹田および足心におさめることを至要とする。これらの方法はただ病を治すばかりではない。大いに禅観《ぜんかん》を助けることになる。

天台大師の『摩訶止観』に十二の呼吸法があって、それぞれよく病いを治すことを紹介し、なかでも臍中に心を豆の如きに置く腹式呼吸に触れ、その要旨は心下を降下し丹田および足心に収めることにあると強調しています。

調和道の丹田呼吸法をはじめ丹田呼吸を名乗る息法はいくつかありますが、その嚆矢《こうし》は『夜船閑話』のこのくだりに発しています。要するに吐く息とともに丹田を強く意識すればいいのです。

どう意識するのか。簡化外丹功では丹田の位置にテニスボールくらいの金色に光る球をイメージします。そして、この球が一瞬にして爆発、身体中に飛び散り、全身が光輝に包まれるとイメージします。これは『延命十句観音経霊験記《えんめいじっくかんのんぎょうれいげんき》』の「忽然《こつねん》として玉楼《ぎょくろう》を推倒《すいとう》するが如く、氷盤《ひょうばん》を擲摧《てきさい》するに似て」に通ずるものですし、『天台小止観』の「寛放《かんぽ》」に遡《さかのぼ》るものではないでしょうか。

『延命十句観音経霊験記』のこのくだりは次のようなものです。

ここに至って微塵《みじん》も屈せず、口には専《もっぱ》ら十句経《じっくきょう》を念誦《ねんじゅ》し、心は常に丹田気海の宝処《ほうじょ》に向かってたんたんと参究して退かなければ、忽然《こつねん》として玉楼《ぎょくろう》を推《お》し倒し、氷盤《ひょうばん》を擲摧《てきさい》するが如くに木っ端微塵に根本無明《むみょう》を粉砕《ふんさい》し、無数の煩悩の毒海を踏《とう》飜《ほん》するほどの、万物の始まりであり無限大の大日輪《だいにちりん》を転出することになる。

ここにおいて、無限の煩悩《ぼんのう》は根本から抜き去られ、十方に虚空《こくう》無く、大地に寸土なしといった三千大千世界を見ること、あたかも手のひらに置いた庵摩羅《あんもら》の果実を見るかの如くである。そして、揚子江《ようすこう》のような大河を攪拌《かくはん》して軟酥《なんそ》にし、荊《いば》棘《ら》の林を芳《かぐわ》しい栴檀《せんだん》の林に変えるという境地に達するであろう。

延命十句観音経を唱えながら臍下丹田に意識を集中していると、突然、丹田が爆発し、虚空と一体となってしまうと言っているのです。なんたる勇猛果敢。ここにはベルクソンの生命の躍動に通ずるものがあります。

『天台小止観』は坐禅の作法と用心について説いた書ですが、このなかに呼吸を調えるには三種の方法があり、

一には、下着安心（気海丹田腰脚足心に意識を集める）

二には、寛放身体（身体を虚空に向かって解き放つ）

三には、想気遍毛孔、出入通洞、無所障礙（気が全身の毛孔から出入りして、こ

れをさまたげるものがないとイメージする）

であると述べています。

身体を虚空に向かって寛放し、時空を超えて広がる虚空と一体となってしまうというのですから、これも実に勇猛果敢な話ではないですか。

軟酥の法

譬《たと》へば色香清浄《しきこうしょうじょう》の軟酥《なんそ》、鴨卵《おうらん》の大ひさの如くなる者、頂上に頓在《とんざい》せんに、其氣味微妙《みみょう》にして、遍《あまね》く頭顱《ずろ》の間《かん》おうるおし、浸々《しんしん》として潤下《じゅんげ》し來《きたっ》て、兩肩《りょうけん》及び雙臂《そうひ》、兩乳《りょうにゅう》、胸膈《きょうかく》の間、肺肝、腸胃、脊梁臂骨《せきりょうとんこつ》、次第に沾注《せんちゅう》し將《も》ち去る。此時に當《あた》て胸中の五積六聚《ごしゃくろくじゅ》、疝癖塊痛《せんへきかいつう》、心《しん》に隨《したがっ》て降下《こうげ》する事、水の下につくが如く、歴々として聲あり。遍身《へんしん》を周流《しゅうる》し、雙脚を温潤《おんじゅん》し、足心《そくしん》に至て即ち止《とど》む。

まず、色も香りも清浄な軟酥（乳を煮詰めてつくったバターのようなもの）の、鴨《かも》の卵大のものを、頭のてっぺんに置いたと想像する。その絶妙な風味が頭《ず》蓋《がい》から浸《し》み込み、だんだんと浸みわたり下ってきて、両肩から左右の腕、そして両乳・胸郭の間、さらには肺・肝臓・腸・胃、そして脊梁骨《せきりようこつ》、臀骨《とんこつ》へと、次第に浸みていく。こうして、下に浸み流れるときに、胸の中につかえた五臓六腑の気の滞りや、その気水の滞りに起因する痛みは、それとともに、水が下に流れつくように、ありありとその模様を感じ取ることができよう。そして、体中を巡り流れ、双脚を温め潤し、足心に至って止まる。

いわゆる「軟酥《なんそ》の法」です。頭上に置いた色や香りの清らかな軟酥（牛乳を煮つめて濃くしたもの）が体温で融けて少しずつ下方に流れて行く。そのとき、五臓六腑の気の滞りや血液のうっ滞がいっしょに取れて行くといった、いわばイメージ療法ではないでしょうか。

この軟酥の法は、禅師の『遠羅天釜《おらてがま》』にも繰り返し説かれ、そこには次のように書かれています。

もう一つの処方がここにある。これは虚弱の人にもよい方法で、心気の疲労を実によく治すのである。心気の上昇を引き下げ、腰、脚を温め、胃腸を調え、眼をはっきりとさせ、真の智恵を増長させ、一切の邪智を除くのに大いに効果がある。

正気の虚した状態、つまり虚証の人に用いる薬だといいます。銘じて〝軟酥丸〟。『大漢語林』(大修館書店)によりますと、

〔酥〕ソ
1牛や羊の乳を精製した飲料。乳酸飲料の類
2さけ(酒)
3清くなめらかなもののたとえ

4やわらかく腐りやすい食物

要するに軟らかなチーズかバターのようなものと考えればよいでしょう。成分はといいますと、

諸法実相《しょほうじっそう》が一斤（一斤は五百グラム）
我空《がくう》・法空《ほうくう》各一両（一斤の十六分の一）
寂滅現前《じゃくめつげんぜん》が三両
無欲二両
動静不二が三両
糸瓜《へちま》の皮が一分五厘（一分は一両の百分の一。一厘は一分の十分の一）
放下着《ほうげちゃく》一斤

製法は以上の七味の薬を忍辱《にんにく》の汁に浸す事一夜、それを日陰で干して粉末にし、これを般若波羅蜜《はんにゃはらみつ》という蜜で練り上げ、鴨の卵の大きさの丸薬にするといい

ます。

成分といい製法といい、イメージ上の産物で現実のものではないことはわかりますが、そこにある種の諧謔《かいぎゃく》が流れていて、なんともほのぼのとした気持ちにさせられます。効きそうですよね。

こうしてできた軟酥丸を頭の上に乗せるのですが、初心のうちは薬の種類や分量についてあれこれ考えを巡らすこともなく、ただ色香妙なる軟酥という丸薬が自分の頭の上に乗っていると思うだけでよいと思います。

ただのチーズやバターではないのです。色香妙なるものなのです。ここがポイントですね。

次に実践の方法ですが、まずは厚い座蒲団を敷き、背骨を真っ直ぐに立て、眼をつぶって正座し、静かにからだをゆさぶって落ち着くべき形に落ち着けます。この形は気功の、特に坐位でおこなう静功の基本ですね。

形ができたら、まず次のように想念します。

およそ生を保つの要、気を養うに如《し》かず。気尽きる時は身死す。民衰うる時は国亡ぶるが如し。

この言葉を三回繰り返してから、さあ、いよいよ軟酥の法です。イメージを使います。

色香妙なる軟酥が体温で融けて前額部、側頭部、後頭部を流れ出し顔面頭部を潤したあと、次第に下がって両肩両臂、胸と背中、胸と腹の間、肺、肝、胃、腸、背骨という具合に潤し注いでいきます。

流れとともに、身体各処にあった気の滞《とどこお》りや血液のうっ滞は解消し、それに伴った痛みなどの不調も自ら消えていきます。

こうして下腹部に至った色香妙なる軟酥の流れは、さらに下がって両脚を温め、土踏まずに至って止まります。

以上が軟酥の法ですが、実践の結果、鼻はたぐいまれなる香気を嗅ぎ、からだは気持ちのいい軟らかなものに触れる思いがして、身心はすこぶる快適になり、たちまち、五臓六腑の気の結滞が消え、胃腸を調和し、皮膚は光沢を生じ、気力は大いに増進します。

まさにイメージ療法の基本ですが、これに似た気功に上海の「三線放松功」があり、私の病院のメニューのなかに入っていますので紹介しましょう。

三線放松功

三線放松功とは、上海気功研究所の前身である、上海気功療養所で生まれた代表的な静功です。古代の気功のなかの委身法《いしんほう》の流れをくむものです。委身法というのは身を委ねるということで、心身を充分にリラックスさせることを目的とする功法です。

〝松〟とは、緩やかである、張り詰めていない、あるいは余裕がある、という意味で、心身がリラックスした状態を示します。また〝放松〟とは、綱や帯を弛める、手に持っていたものを放す、あるいは力を抜く、といった「リラックスするための行為」を表わします。

まず、この功法を実践するための姿勢を説明します。

椅子に浅く腰掛けた姿勢がいちばんやりやすいと思いますが、仰臥位でもできます。椅子に腰掛ける場合と仰向けに寝る場合、そして脇を下にして寝ておこなう場合の三種類の姿勢についてそれぞれ説明します。

椅子に腰掛ける場合

椅子に浅く坐って自然に背を伸ばし、頭は真っ直ぐにし、肩と肘の力を抜き、胸にゆとりをもたせます。両手は軽く太腿の上に置きます。

両足、両膝ともに肩幅に揃え、膝は直角になるようにします。そのためには、椅子が高過ぎても低過ぎてもいけません。口も眼も自然に閉じます。

仰向けに寝る場合

頭は自然に真っ直ぐにし、枕の高さは自分の好みでいいでしょう。

口も目も自然に閉じ、手足は自然に伸ばし、両手は体の脇にそっと置きます。

脇を下にして寝る場合

脇を下にして寝る場合、頭を少し前に曲げ、静かに枕に乗せます。上側の足を曲げ上の手をその腿の上に軽く置きます。下側の足も軽く曲げておきます。下の

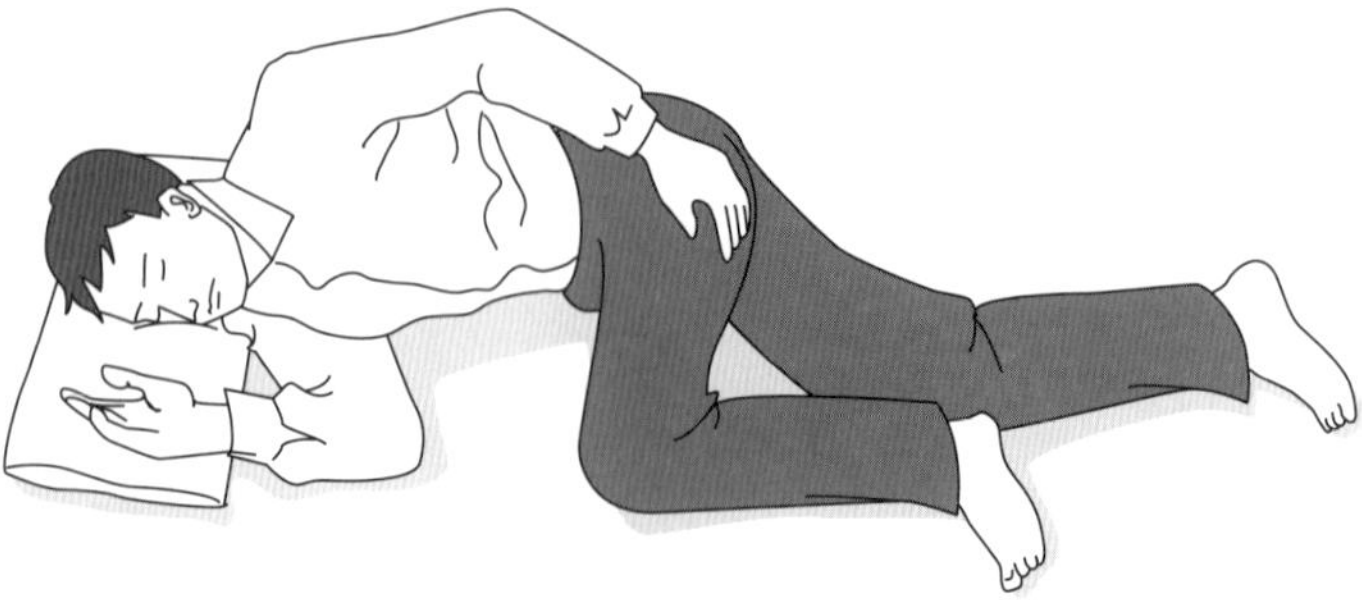

脇を下にして寝る場合の姿勢

腕は自然に曲げ、手のひらが枕の上に乗るようにします。

放松功のなかでも基本となるのが、この〝三線放松功〟です。これは体の両側と前、さらに後ろに一本ずつの線、合計三本の線を一本ずつ上から下に順を追って弛めていくものです。

たとえば第一線では、まず頭の両側に意識を集中し、「松（ソーン）」と心の中で念じながら、この部分を弛めます。次に首の両側、さらに両肩、というように順を追って上から下に弛めていきます。

普通、呼吸は自然呼吸でよいとされて

〈第一線〉頭部両側↓頸部両側↓両肩↓上腕↓肘↓前腕↓手関節↓両手↓両手の指

〈第二線〉顔面↓前頸部↓胸部↓腹部↓両大腿↓膝↓両下腿↓両足↓両足の指

〈第三線〉後頭部↓後頸部↓背部↓腰部↓両大腿後面↓両膝窩↓両下腿後面↓両足関節↓両足底

第一線（両側）

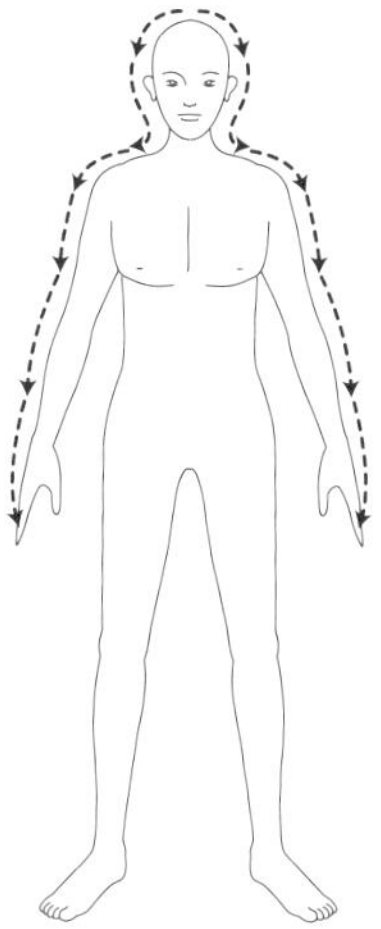

第三線（後面）

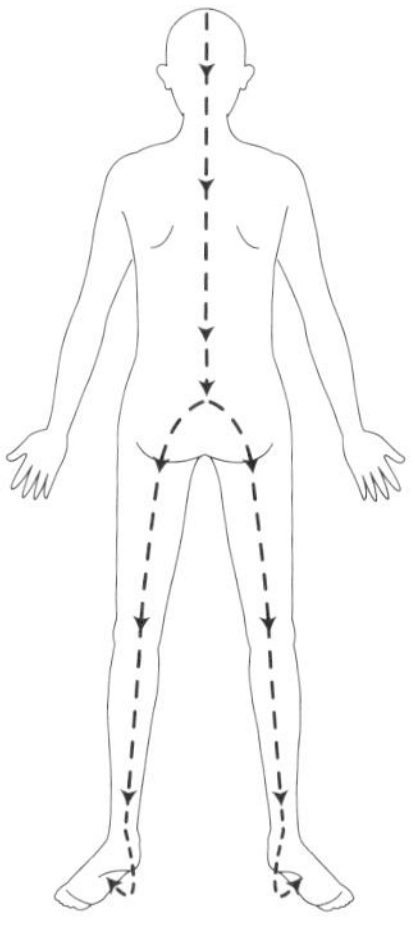

第二線（前面）

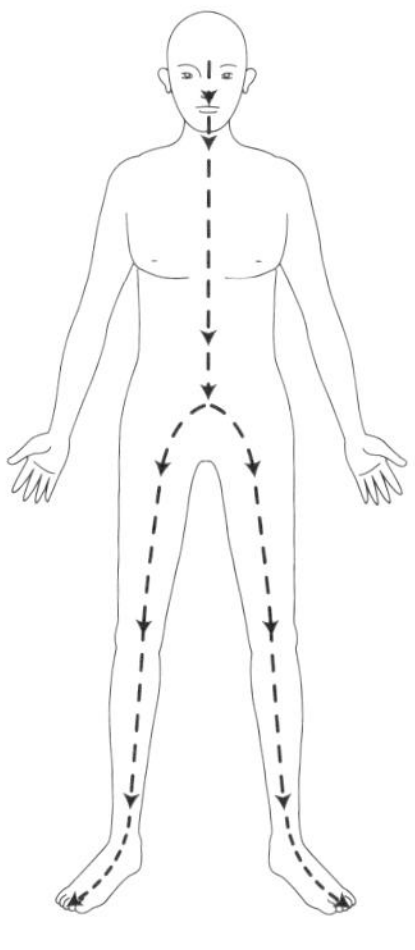

いますが、私自身は、軽い逆式の腹式呼吸（呼気で腹部が膨らみ、吸気で腹部が凹む）を用いています。どちらにしても大切なことは、頭の両側とか胸部などを意識するときに息を吸い、「松（ソーン）」と弛めるときに息を吐くことです。三線とも弛めたら、三、四分、意識を丹田に集中して終わります。全部を二回ないし三回繰り返すのが普通です。

この功法は体の動きはほとんどありませんので、老若男女、誰でもすぐできますし、病気が多少重かったり、体力がなくてもできるという利点があります。ですから「気功の入門」としても適していますが、それだけでなく、リラックスを心がけることによって、精神の安定と集中が自然に得られるすぐれた静功といえるでしょう。

白隠禅師の軟酥の法を見れば、上海気功療養所で生まれた代表的な静功「三線放松功」との共通点を多く見出せます。まさに禅師の健康法は、気功健康法であったといってよいでしょう。

第四章　新呼吸法「時空」実践のすすめ

「時空」実践の手引き

さて、白隠禅師の気功健康法を『夜船閑話』のなかにみてきましたが、突き詰めていえば、その養生法とは〈虚空と一体となる〉ことに尽きるのではないでしょうか。

気功は、元をたどれば中国古来の養生法ですが、私はがん治療の現場で、二十年余りにわたる医療気功の経験のなかで、気功の本来の目的は身心を虚空いっぱいに広げて、虚空と一体になることだと気が付きました。

そこで、虚空と一体となることをテーマにした功法が一つくらいあってもいいと思い、この新呼吸法「時空」をつくりました。今まで私が経験してきたさまざまな功法から、虚空と一体になるために最も適した功法を借りて体系化したものです。

このように「時空」は、気功法と丹田呼吸法から新しく編み出された功法ですが、予備功に始まり、収功に終わる一連の動作は約三十分ほどです。その流れは、「予備功」→「気となじむ」→「四億年前を想い出す――波打ち際のリズム呼吸」→「虚空と気の交流をする」→「虚空と一体となる」→「収功」の六パーツです。

今回DVD作成に際しては、予備功の前に「スワイショウ」の実演も入れました。予備功同様、体をほぐし気を巡らせる準備に役立つでしょう。

それでは、それぞれのパートについて説明していきましょう。

一　予備功

心身をリラックスさせ、経絡をのびのびとさせることで、気の通り道を調えることが目的です。「簡化外丹功《かんかがいたんこう》」の松臂《しょうぴ》、拍肩《はくけん》、拍背《はくはい》、拍下肢《はくかし》、拍頭《はくとう》、環頸《かんけい》の六つの要素からなっています。

予備功に取り入れた簡化外丹功は有名な功法で、呼吸疾患の治療や、現代人に多い肩凝りや背中の痛み、また腰痛などの軽減、腎臓、胃腸の活性化など、医療気功として用いられてきました。この功法は強い気を養い、熟練すると気を放出して人を癒すこともできるといわれています。

松臂に始まり、拍肩、拍背、拍下肢、拍頭、環頸の六つの動作を連続しておこなってください。ストレッチの要素も入っていて、日常生活で緊張した筋肉群を緩やかに解きほぐす効果があります。

「時空」の予備功としておこなう場合は、気の巡りをイメージすることも大切です。呼吸法としての一連の動作でもあるので、丹田に意識を向け、腹筋呼吸を継続してください。そうすることによって、両手両足、また首や肩の力が自然に抜けて、気の巡りを促進させることができます。

それでは、六つの動作について説明します。

1　松臂

両足を肩幅に開いて立ち、肩の力を抜いて、背骨をまっすぐにしてゆったりと立ちます。両膝を軽く曲げ、その膝を伸ばす弾みで片腕を真上に放り投げ、その腕をストンと下に落とします。右腕から始め、左右交互に一回ずつおこないます。

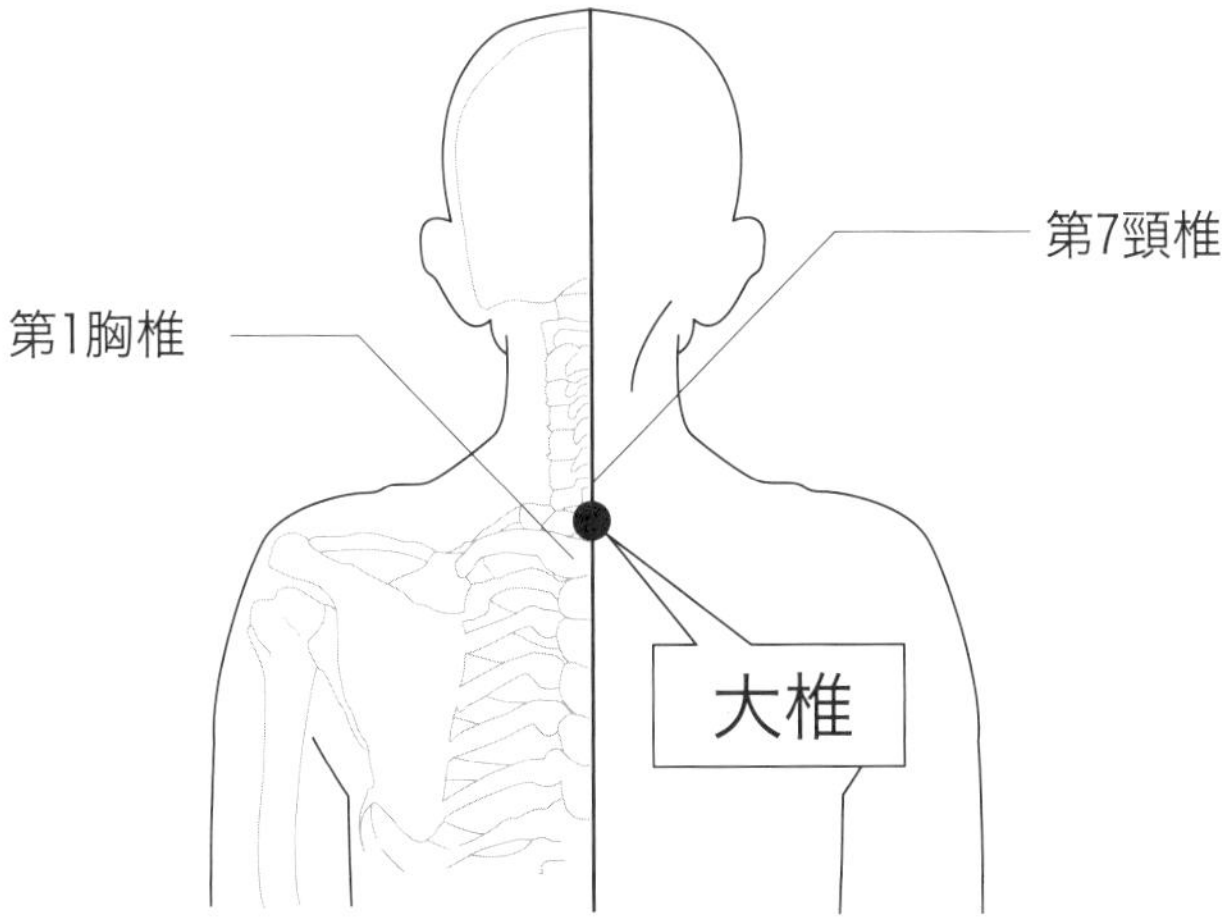

第７頸椎と第１胸椎の棘突起の間にある。首を前に曲げると首と背中の付け根に飛び出る椎骨があるが、それが第７頸椎の棘突起になる

2　拍肩

肩やその周囲を叩きます。

両足を肩幅に開いて立ち、リラックス。まず、膝を軽く曲げてからその膝を伸ばす弾みで手を放り投げて反対側の肩を叩きます。右手で左肩を、次に左手で右肩を叩きます。これを交互に二回繰り返します。

次に同側の肩を叩きます。右手で右肩を、左手で左肩を叩きます。これも交互に二回ずつ。

最後に首の根っこ（大椎《だいつい》）を左右交互に二回ずつ叩きます。

3　拍背

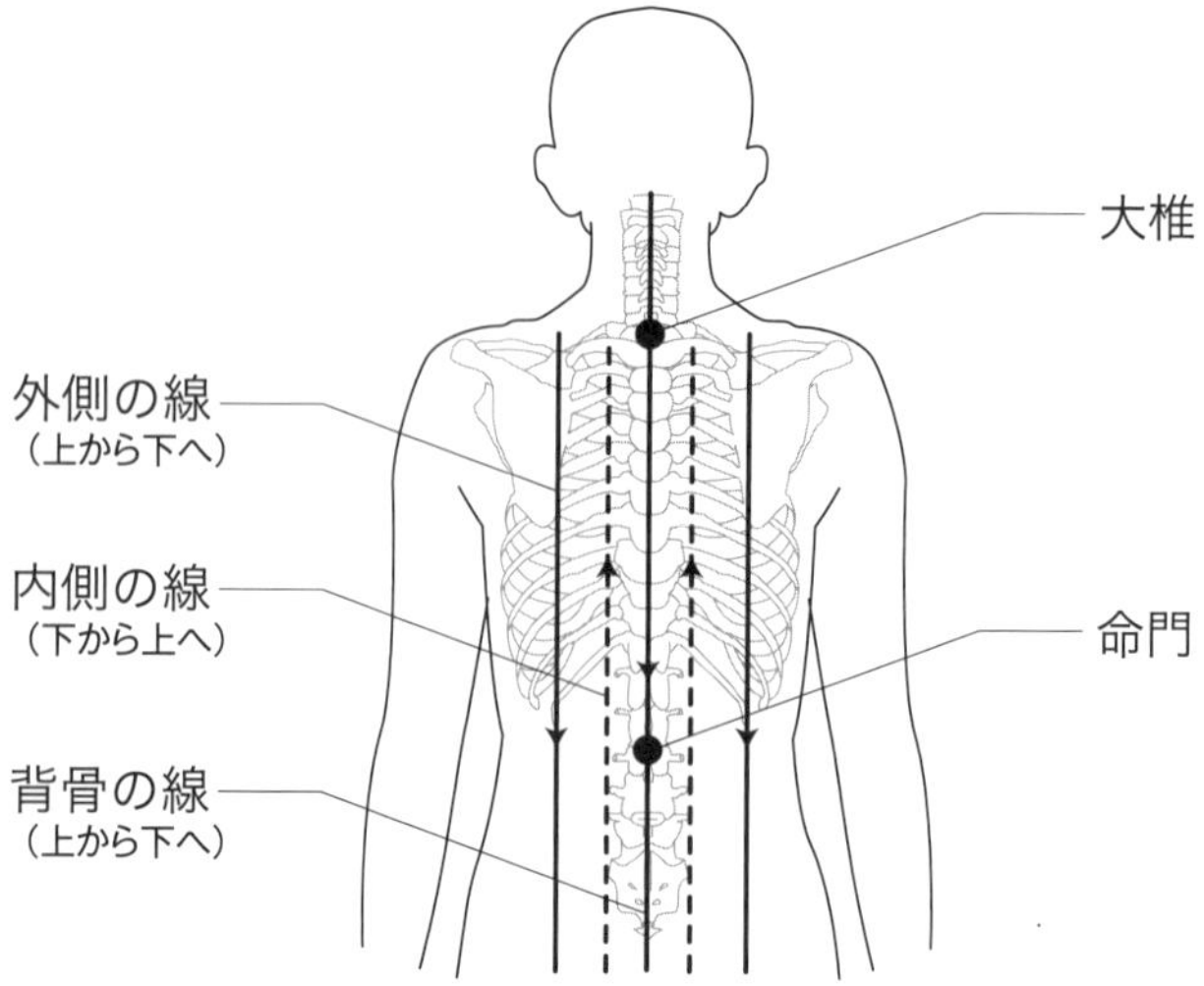

拍背で叩く背中の線と経穴図

背中を叩きます。

背骨に沿って一本、その左右両側に一本ずつ、さらに、その外側に一本ずつ、合わせて五本の線を想定し、その線上を一本一本交互に叩いていきます。

まず、いちばん外側の線上を上から下に叩きます。右手で左側の線上を、左手で右側の線上を叩くことになります。次にその内側の線上を下から上に、同じく右手で左側の線上を、左手で右側の線上を叩くことになります。最後に背骨上を上から下に、これも左右の手で交互に叩きます。

最後に背骨から仙椎、尾骨を叩きます。

４　拍下肢

下肢をまんべんなく叩くことにより筋肉の緊張を解き、血行をよくして気を巡らせます。

下肢を後ろから、前から、外側から、内側からと順番に叩いていきます。まず、お尻から太ももの後ろ、そしてふくらはぎへと順に叩いていき、下までいったら、今度は前側を太ももまで叩き上げる。次に外側を上から下へ、内側を下から上へとリズミカルに叩いていきます。

最後に下腹部を三回叩きます。

５　拍頭

手のひらを下に向けたまま、丹田の気を引き上げるように息を吸いながら、両手をゆっくりと上げ頭に持ってきます。

両手で頭をはさむようにして、頭部の皮下にある経絡を刺激します。

手のひらを下に向け、吐きながら、気を下に静めるように両手をゆっくり下ろします。

6　環頸

頸を回します。予備功の締めくくりです。

左から三回、右から三回、ゆっくり無理をせず頸を回します。

二　気となじむ

天の気、地の気を取り入れ、全身に行き渡らせることが目的です。「宮廷二十一式呼吸法」から選んだ、天の気を取り入れる気貫丹頂《きかんたんちょう》、地の気を取り入れる引気下行《いんきかこう》、取り入れた気を全身に行き渡らせる気通双臂《きつうそうび》からなります。

宮廷二十一式呼吸法は、中国の清《しん》王室に伝えられた功法です。基本は虎、鹿、熊、猿、鶴の動きを真似た「五禽戯《ごきんぎ》」という気功呼吸法で、二十一の動作を伝えています。時空では、そのなかから天の気、地の気を取り入れ全身に行き渡らせる三つの動作を採用しました。

1　気貫丹頂

天の気を取り入れます。

両足を肩幅に開き、両膝を軽く弛めて立ちます。

両手のひらを上に向け、息を吸って横から頭上に持ち上げていきます。

両手が頭上にきたら、親指と小指を絡ませます（男性は右手が前、女性は左手が前）。

膝を沈めて、息を吐きながら絡ませた両手を下ろしていき、胸の前で解いたら左右に開きながら両足側面まで下ろして膝を戻します。これを三回繰り返します。

2　引気下行

地の気を取り入れます。

地の気をすくい上げるように手のひらを上にして、中指の指先が触れるように上に引き上げながら息を吸っていきます。両手が胸前からあごのあたりにきたら手のひらを外側に返し、そのまま頭上に上げていきます。

両手が頭上までいったら、左手の甲を見ながら呼気とともに両手を横に開いて下ろしていきます。息を吐き終わったら視線を真ん中に戻し、膝も元に戻します。

このように、両手を吸気とともに頭上まで上げ、呼気とともに横に下ろしていく動作を三回繰り返しますが、一度目は先述したように視線を左手甲に向け、二度目は右手甲に、そして三度目は正面を見たまま手の動きに合わせ視線を落としていきます。

この三動作をワンセットとし、これを一回行ないます。

3　気通双臂

さあ、取り入れた天の気、地の気を体の中に行き渡らせましょう。

両足を肩幅に広げ、手は自然に垂らします。

息を吸いながら、肘を曲げて両手のひらを上に向け引き上げます。肩の高さまで上がったら手の平を返し、右手を左の腕をなぞるようにして左肩にもっていきます。膝を沈めて、吐きながら上半身を左にねじり、左肘を後方に引きます。このとき重心は右足にのるように。息を吸いながらゆっくり体のひねりをもとに戻し、今度は吐きながら両手を下におろし膝を元に戻します。

今度は左右逆にこれをおこないます。

息を吸いながら、肘を曲げて両手のひらを上に向け引き上げます。肩の高さまで上がったら手の平を返し、左手を右の腕をなぞるように右肩にもっていきます。膝を沈めて、吐きながら上半身を右にねじり、右肘を後方に引きます。このとき重心は左足にのるように。息を吸いながらゆっくり体のひねりをもとに戻し、今度は吐きながら両手を下におろし膝を元に戻します。

この左右一回ずつをワンセットとし二セットおこないます。

三　四億年前を想い出す
——波打ち際のリズム呼吸

四億年前に波打ち際で繰り広げられた、水中から陸上への生命の進出の壮大なドラマに思いを馳せ、悠久の時の流れを感じ取ろうというものです。波打ち際のリズムをイメージして、調和道丹田呼吸法から緩息、基本動作、小波浪息、大振息を選びました。

「四億年前を想い出す」というこの呼吸法は、そもそも元東京芸術大学教授の三木成夫氏の著書『海・呼吸・古代形象』からヒントを得たものです。

約四億年前の古生代後半、地球は大規模な地核変動を体験しましたが、このとき、人間の遠い祖先は海から陸に進出すべきか否かの大きな決断に迫られたといいます。そして、波が洗う海面と陸上のはざまにあって、数百万年の間、陸に上がるべきか、あるいは海中に戻るべきなのか逡巡しながら波打ち際にとどまりました。結局、われわれの遠い祖先は陸上に進出することになるのですが、このとき波打ち際での逡巡を経て生まれた肺呼吸に、波のリズムが乗り移っているのです。

時間を超えたこの壮大なドラマに想いを馳せ、そのリズムに身を任せながら丹田呼吸をおこなうというのが「四億年前を想い出す――波打ち際のリズム呼吸」です。悠久の時の流れを体感し、生命のロマンに触れていただけたらと思います。

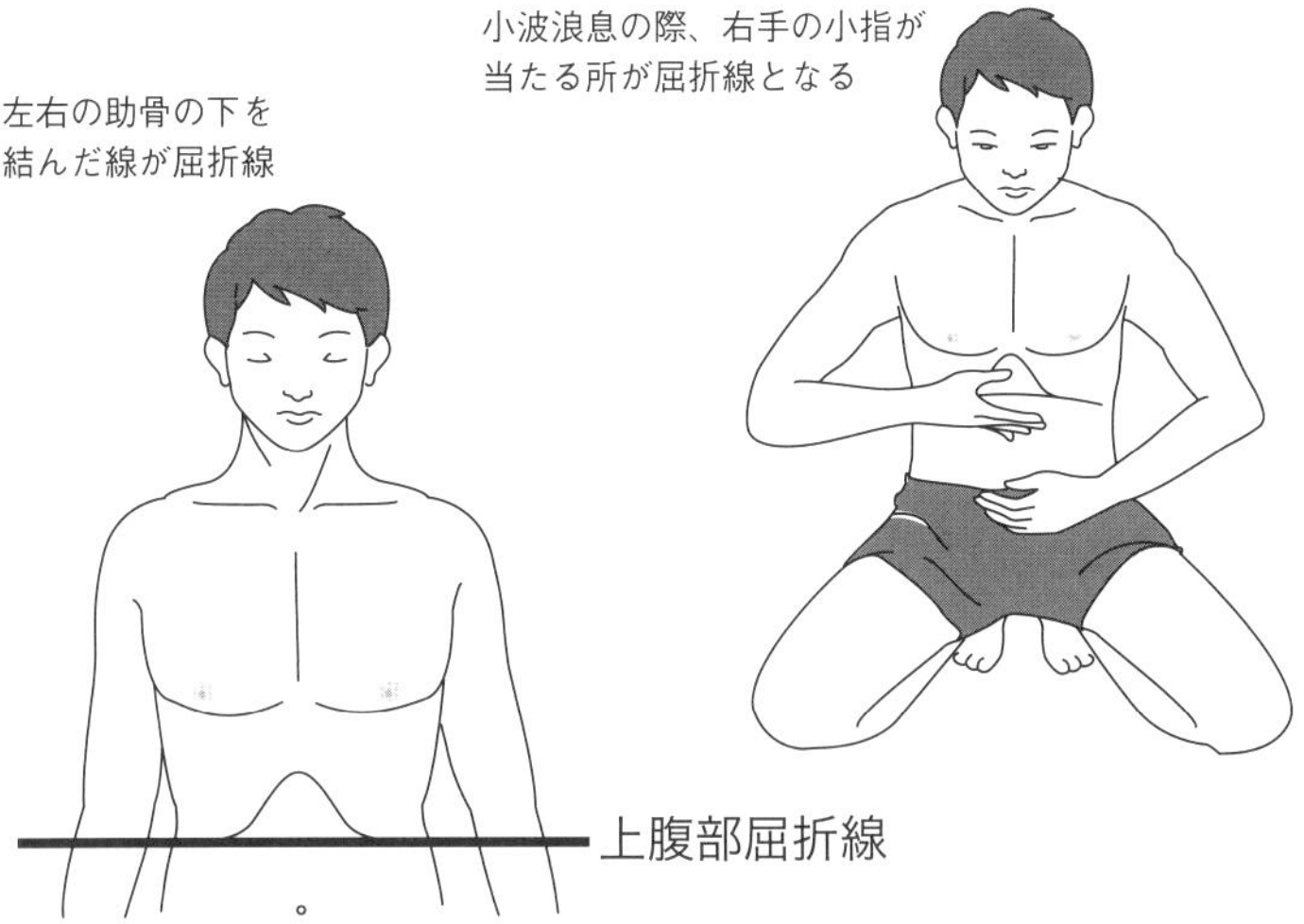

小波浪息の際、右手の小指が
当たる所が屈折線となる
左右の肋骨の下を
結んだ線が屈折線

ここで、調和道丹田呼吸法を実践する際の注意点をお話ししておきます。

まず丹田とは、臍下七センチほどにある生命エネルギーが湧き出る空間をいいます。白隠禅師の気功法でも非常に重要視される場所です。ここに気を満たすのが、この呼吸法の目指すところです。そのために気を付けなければならないのが、みずおちの弛みなのです。

強い腹圧をかけながら呼気中心でおこなうのが丹田呼吸ですが、このとき、みずおちの付近、左右の肋骨の下部を横に結んだ線を想定して上体を前に倒し、呼気によって腹圧をかけていくのです。

この想像上の線は屈折線と呼ばれ、実

際には、この屈折線はみずおちのくびれとなって現われます。このようにみずおちがくびれ、腹圧がかかった状態を「上虚下実」といい、丹田呼吸の基本となります。しかし、この状態のときに「怒責」といって、息を止め、血圧が上がるようなことがあってはなりません。この怒責は百害あって一利なしで、必ず腹圧をかけるときには「漏気《ろうき》」といって、ふっと息を漏らす、あるいは吐いている状態をつくることが大切です。私が皆さんにこの丹田呼吸法を指導する際には、屈折線という言葉を用いずに、「みずおちを弛める」というように言っています。

それでは、波打ち際のリズム呼吸の四動作を解説していきます。

1　緩息

椅子に浅く腰掛けるか、あるいは正座しておこないます。呼吸は基本的には鼻でおこないますが、吐く息は口でおこなってもかまいません。

まず、息を吸いながら背筋を伸ばし、全身の力を抜きながらみずおちを弛め息を吐いていきます。この緩やかな呼吸を二回おこない、三回目はさらに長く吐いて上半身を前に倒します。

2　基本動作

上体を「起こす」「伸ばす」「落とす」「曲げる」の四動作が基本です。

このとき、上体を「起こす」では息は鼻腔から入ってきますが、意識して吸うわけではありません。息は次の動作「伸ばす」で吸います。息を吸い終わり上体が伸びたら、今度は息を漏らしながらみずおちを弛め、上体を骨盤に向けて「落とし」ます。このとき息を詰めずに漏らすようにします。最後に上体を「曲げる」で息を吐き切ります。これをリズムに乗って十二回繰り返します。

3　緩息

ここで、1の緩息を同じように三回おこないリラックス。

4　小波浪息

さあ、緩息でリラックスしたら小波浪息の実践です。

ここでは、より、みずおちの弛み具合を確認するように、みずおちに手を当てておこないます。

右手をみずおちに置き、右手でみずおちの弛みを確かめながらおこないます。左手は下腹に当て、丹田が気で満たされていくのをイメージします。

こうして、基本動作の「起こす」「伸ばす」「落とす」「曲げる」の四動作を滑らかに、十二回おこないます。

5　緩息
ここでまた、緩息を三回おこないます。

6　大振息
今度は横波です。

さきほどまでの丹田呼吸法とは違い、体を前に倒さずに、組んだ手と下腹を左右逆方向に振るようにおこないます。

基本は、片方の手でもう片方の手の甲を包み、左右に振りながら一回吸って三回吐く動作を十二回繰り返します。

まず、左から入ります。
右手で左手の甲を包みお臍の前に持ってきます。重ねた手を左に振りながら息を吸い、その手を右に、左に、もう一度右に振りながら、そのたびに息を都合三回吐きます。手を左に振ったときに吸った息を、右、左、右と三回に分けて吐き切ることになります。これを十二回繰り返します。

ここで緩息を三回おこないます。

次は右から入ります。
左手で右手の甲を包みお臍の前に持ってきます。重ねた手を右に振りながら息を吸い、その手を左に、右に、もう一度左に振りながら、そのたびに息を都合三回吐きます。手を右に振ったときに吸った息を、左、右、左と三回に分けて吐き切ることになります。これを同様に十二回繰り返します。

緩息を三回おこなって終了です。

ここで注意したい点は、手を左右に振った際に、下腹は手の動きとは反対の方向に動く感じになることです。こうすることによって、腕と脇腹の間に小さな丸い空間ができて、背中がたわむような格好になります。こうして丹田に気を充実させていくのです。

もう一つ、組んだ手で腹部をこするようにするときの、腹部に当たる指に関して注意点があります。

組んだ手の、上に重ねた手の親指側と小指側で、腹部を交互に撫でるようにするのが基本です。

もっとも着用しているものによってはこすれて無理が生じますから、そのときは加減します。私の場合、道着を着用しているときはこすれて邪魔になりますから、そのときは手を浮かせるように加減しています。

四　虚空と気の交流をする

気功は「虚空と一体となる日のためのリハーサル」というのがこの功法の主眼

であり醍醐味です。ですから、この虚空との交流と、次に続く虚空と一体になるというシーンは、この「時空」の中心をなすものです。

息を吸いながら手のひらを通して虚空の気を体内に入れ、息を吐きながら体内の気を虚空に手渡すという「虚空と気の交流」を繰り返すことによって、生命場のエネルギーを高めていくものです。

「二　気となじむ」の「気貫丹頂」ののち、智能功の「捧気貫頂《ほうきかんちょう》」によって虚空と交流します。

1　天の気を取り入れる「気貫丹頂」（前出）を三回繰り返します。

2　捧気貫頂

両足を二、三センチ離して立ちます。息を吸いながら手のひらを上にして、両手を大きく広げながら頭上に持っていき合掌します。

合掌した手を胸元まで引き下ろし、親指の付け根が膻中穴《だんちゆうけつ》まで来たら止めます。合掌したまま指先を前方に向け、両腕を前に伸ばします。

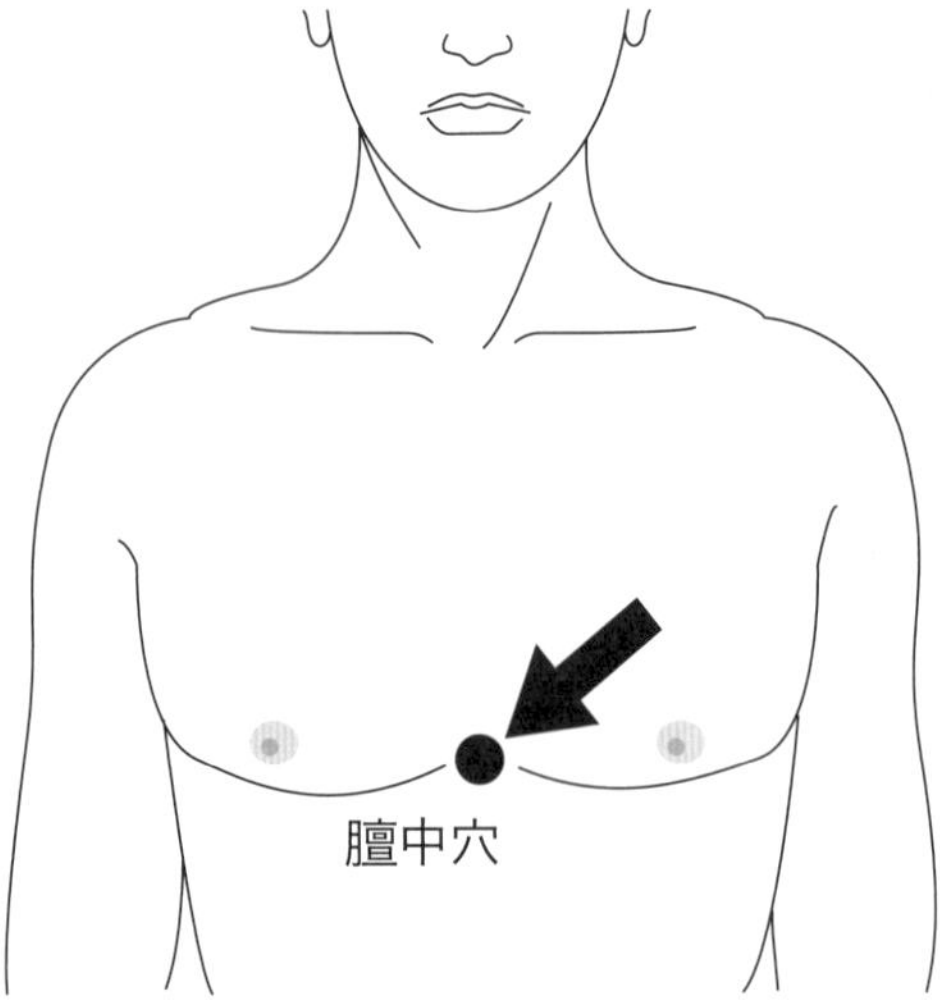

膻中穴は左右乳頭間で胸骨の正中に位置する

肘が伸びたら、合掌していた手のひら、手の指を、小指から順番に中指まで離していきます。親指と人差し指で三角形をつくり、手のひらを前方に向け、この三角形を通して虚空を仰ぎ見ます。もちろんこれはイメージです。

虚空と交流しているイメージができたら、親指と人差し指を離して、肘を軽く曲げ両手を肩幅くらいに開きます。

その手のひらを通し、前方の気を引き寄せるように両手を引きます（吸気）。次に息を吐きながら、体内の気を今度は虚空に手渡すように前方に両手を押し出します。これを三回繰り返してください。

さて次は、両腕を十五度くらい斜め前に開いたり、閉じたりします。息を吸いながら外側に開き気を引き寄せます。そして吐きながら両手を肩幅くらいに戻します。こうして虚空と気の交流をすること三回です。

さらに両手を肩の高さで真横に広げます（手のひらは下向き）。虚空の気を引き寄せるように息を吸いながら両手を肩の横まで引き寄せます。今度は体内の気を虚空に手渡すように吐きながら両手を横に押し出します。これを三回繰り返してください。

最後は両手を横に広げたまま少し高くかかげ、また肩の高さまで戻す上下の動作をおこないます。息を吸いながら上方に振り、吐きながら腕を下げます。この上下に振る動作を三回繰り返します。

五　虚空と一体となる

智能功のなかの「三心併站功《さんしんへいたんこう》」をおこない、手の中に宇宙を抱くイメージをすることによって、虚空と一体となる感じを掴んでください。

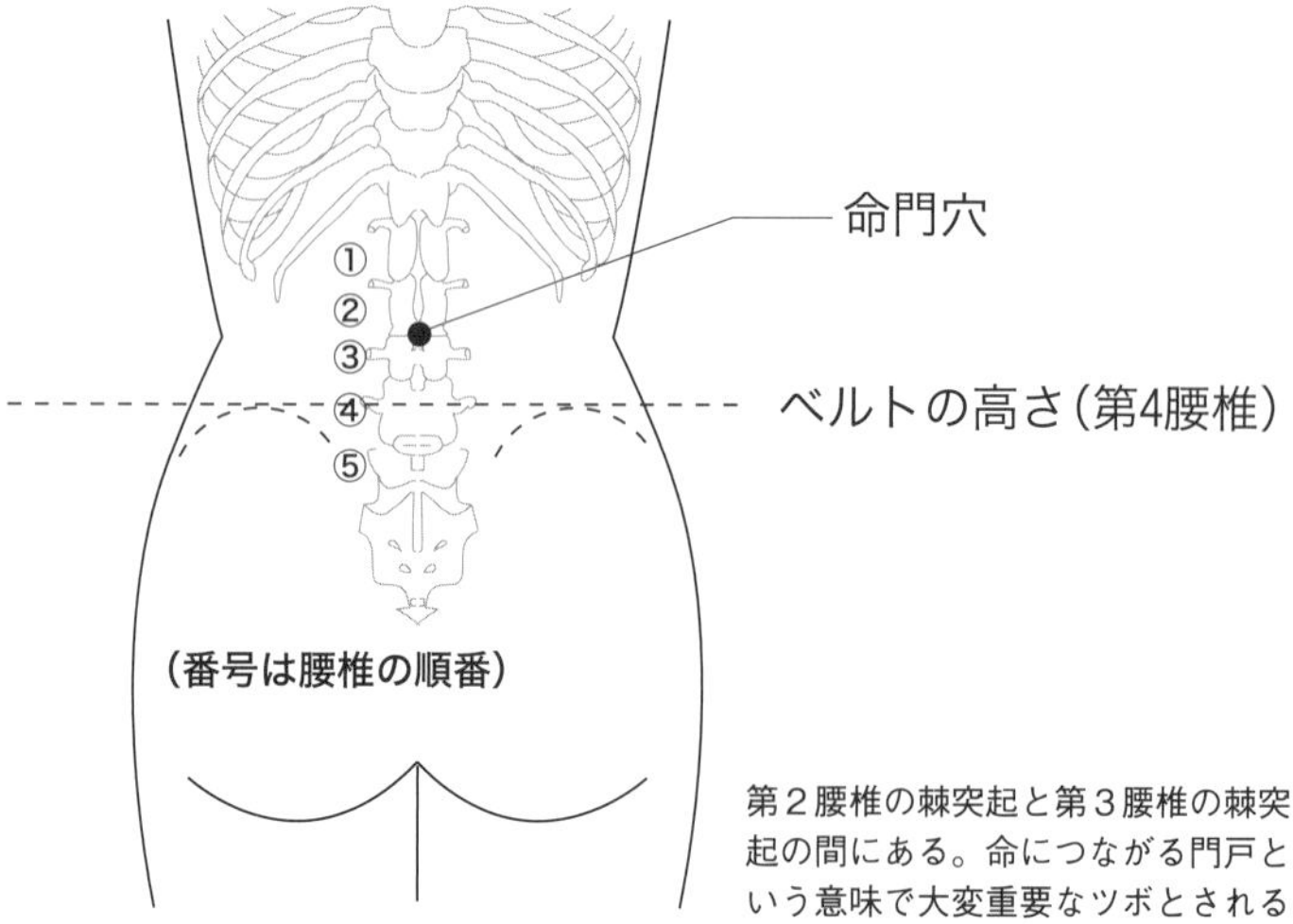

第２腰椎の棘突起と第３腰椎の棘突起の間にある。命につながる門戸という意味で大変重要なツボとされる

捧気貫頂で肩の高さで広げていた手のひらを今度は上に向け、足をつま先、かかとの順で開きます。まず左のつま先を少し開いて、次に右のつま先を少し開いて、左のかかとを大きく開いて、最後に右のかかとを大きく開きます。要するに、肩幅で内股になればよいのです。

息を吸いながら両手のひらを上に横から頭上に持っていき合掌します。今度は、息を吐きながら合掌した手を胸元まで引き下ろし、親指の付け根が膻中穴の位置まで来たら止めます。合掌したまま指先を前方に向けます。

指先を軽く付けたような状態で手のひらを開き、両手の中に空間をつくります。そして、そのなかに気のボールがあるとイメージしてお臍の前に置きます。このとき、みずおちを緩めて、下腹を巻き上げるようにして立つことが大事です。これは背中にある「命門穴《めいもんけつ》」（前頁イラスト参照）が開く姿勢です。眼を瞑《つぶ》り手の中に宇宙を抱いているイメージを持ちます。宇宙を抱いているあなたは虚空と一体となっているわけです。

そのまま十分間立ち続けます。ゆっくりと呼吸して、宇宙を抱いているイメージを持ち続けてください。

さあ、こうして虚空と一体となったら、今度は虚空から得た気を全身に巡らせます。

眼を開け、足を元の閉じたかたちに戻します。膝を伸ばし、合掌しながら手を頭上に挙げます。

小指から順番に指を離し手のひらを前に向けます。両手を広げながら肩の高さまで下ろし手のひらを上に向けます。そのまま両手を前に持ってきて肩幅くらいで止めます。

腋の下の直下で第６助間にあり、気血が全身に運ばれるツボとされる

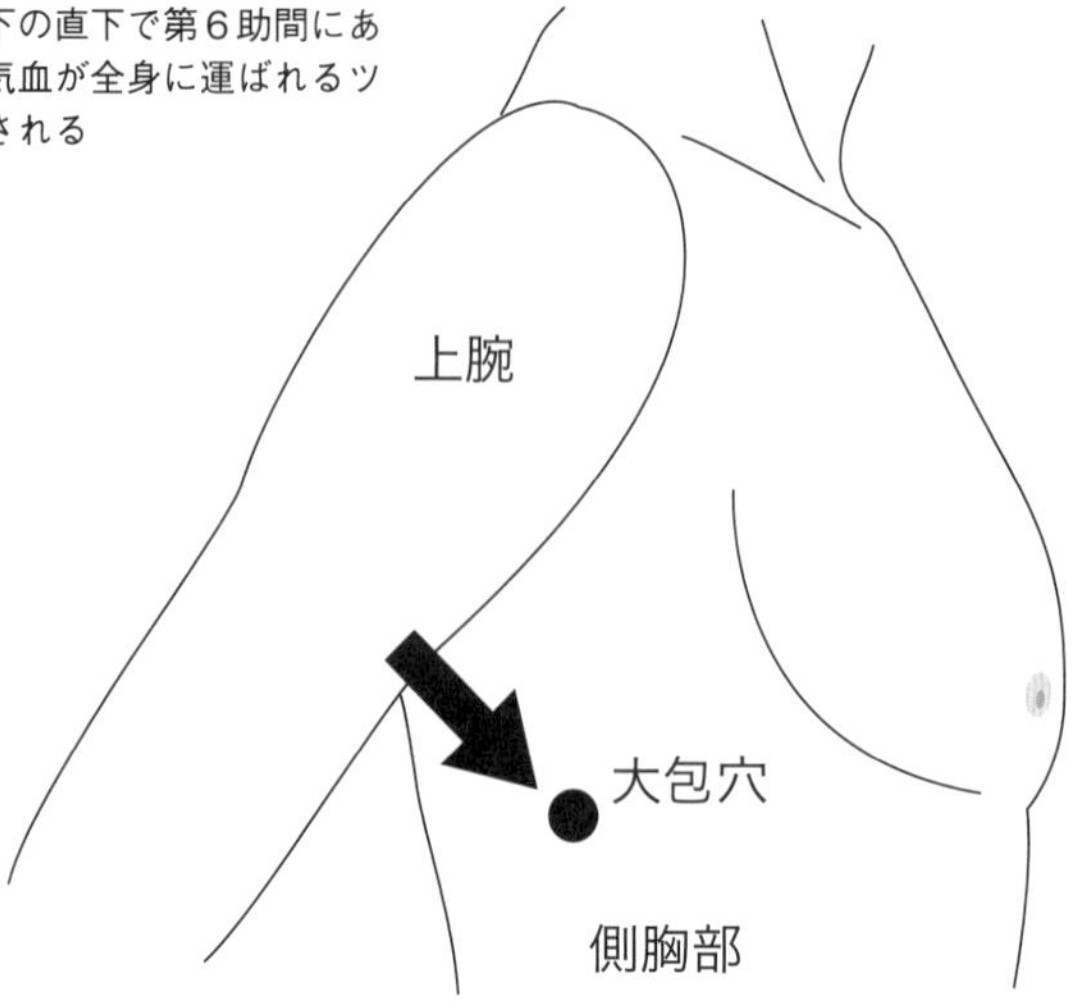

両手のひらの上に大きな大きな〝気のボール〟があるとイメージし、中指の先端から両眉毛の間中央にある「印堂穴《いんどうけつ》」を通し、その気のボールを体内に取り入れます。そのようにイメージできたら、肘を曲げ手のひらを体側に持ってきます。

手のひらを上に向けたまま、両方の中指を肋間にある「大包穴《だいほうけつ》」に当てます。両方の中指が体の中で繋《つな》がるイメージでおこなってください。

次に手のひらを上にしたまま、両手を後方に引いていきます。肘はなるべく伸ばしたままの状態を保ってください。

手を左右に開いて手のひらを体側で返

し前方に持ってきます。今、体の中にいっぱい取り入れた虚空の気を体全体に行き渡らせましょう。お臍の前で両手を重ねます（男性は左手が下、女性は右手が下）。その手を時計回りに九回、次に反時計回りに九回、からだのなかの気を回し、体全体に行き渡らせるようにします。

六　収功

収功《しゅうこう》とは、いわゆる整理体操です。再び簡化外丹功から、擦手《さつしゅ》、梳頭《そとう》、擦腎《さつじん》、叩歯《こうし》、転舌《てんぜつ》、甘露入腹《かんろにゅうふく》を選んでいます。

1　擦手

お腹の前で手を温かくなるように擦り合わせます。

2　梳頭

両手で髪を梳くように、頭皮をマッサージします。終わったら、両手の甲で首をはさむようにして手を前に持ってきます。

3　擦手

再び手を擦り合わせます。

4　擦腎

温かくなった手で、腎臓の当たりをこすります。

5　叩歯

口を閉じて歯をカチカチと噛み合わせます。

6　転舌

口を閉じて、舌を歯の前で転がします。右回りと左回り両方おこないます。

7　甘露入腹

出てきた唾液を三回に分けて飲み込みます。（了）

第二部

白隠さんとの出会いから
ホリスティック医学の歩みへ

心の健康は情念からの解放である

——ジョージ・ヴィソルカス

第五章　白隠さんとの出会い

調和道丹田呼吸法

白隠さんとの出会いを考えたとき、まず、お話ししなければならないのが調和《ちょうわ》道丹田《どうたんでん》呼吸法です。なぜかというと、調和道丹田呼吸法を学ぶなかで、初めて白隠さんと出会うことができたからです。

社団法人調和道協会は二〇〇七年で百周年を迎えました。だからといって胸を張って威張るに値することかというとそうでもありません。私の郷里、川越の街には江戸時代から続いているうなぎ屋さんや和菓子屋さんが珍らしくないからです。

でも、アメリカのライト兄弟が手製の飛行機で初めて空を飛んだのが一九〇三年。そのあとリンドバーグの「翼よ！　あれがパリの灯だ」があって、現在の世界の空を埋め尽くす航空機時代の到来を考えると、百周年も決して伊達《だて》や粋狂《すいきょう》でないことがよくわかります。

創始者は藤田《ふじた》霊斎《れいさい》師。真言宗智山派《しんごんしゅうちざんは》の僧侶です。自らの身体の不調を克服するために、白隠さんの『夜船閑話』を学びながら、調和道丹田呼吸法を編み出したといわれています。

そして、これがいったん世に出ると養生を求める人々に歓迎され、岡田虎二郎《とらじろう》氏の岡田式静坐法とともに天下の人気を二分し、一世を風靡《ふうび》したと、今でも語り草となっています。晩年はハワイに渡って伝道に尽くし、一九五七年九十歳の高齢を得て土に帰りました。

このご臨終も養生を果たしてきた人にふさわしい見事なご臨終でした。ご臨終については『道祖　藤田霊斎伝記』（社団法人調和道協会道祖全集刊行会　一九八二年）に詳しいので抜粋《ばっすい》引用させていただきます。

この年の四月三十日は日曜であった。道祖は平常のように、早朝三時に起床、冷水で体を浄め、二階仏前に端坐、一時間半、例のごとく居間やその近くを清掃、朝食をとった、いつもと変りもなく日曜礼拝の時刻を持たれた。

その翌日は、即ち五月一日である。

いつもと変るところもなく、朝の行持をすませて居室に入る。原稿の整理や、道歌の手入れなど、あたりはようやくうっすらとあからむ。ハワイ特有の山鳩が啼く。

その日は、マカレー日本語学校々長古生（こいけ）美男氏と同伴で、日本領事館を訪れることになっていた。今度新しく赴任して来た服部総領事の新任のお祝いのためと、自分が会長である「勤労百歳会」のテーブル・スピーチを頼むための用件であった。古生氏はまた百歳会の副会長であるから、正副会長同伴の訪問である。

かねて打ち合せた午前九時十分前、古生氏の令嬢のり子さんの運転するシボレー車は、音もなく館邸前に駐車した。

道祖は九十歳、副会長の古生氏は七十四歳であった。二人とも高齢ではあるがいずれも元気よく車の中は二人の声高い話に賑った。

ところが領事館に着くちょっと前から、道祖は居眠りをはじめた。滅多にないことであるが同乗の古生氏は別に気にもかけないで「先生もお年だもの、やはりお疲れだろう」と軽く考えていた。しかし間もなく領事館前庭に駐車しても、まだ眠りつづけておられる。

古生氏は「先生、領事館ですよ」といったが、さらに起きる気配がない。深々と眠りつづけている様子に「これはおかしい」と気付き、早速、運転のお嬢さんに指図して、領事館にいる平田静子さんに、急をつげた。

翌二日、午前四時〇五分、加療の功もなく道祖は更生せられた。

検死報告書によると、逝去の直接原因は、脳幹部の多量出血とのことでした。

それにしても、俯仰《ふぎょう》天地に愧《は》じない大往生ではないでしょうか。

道祖・藤田霊斎師の遺徳を偲ぶ

私はもちろん生前の道祖にお会いしたことはありません。ただ昭和五十六（一九八一）年の五月、ホノルルで開かれた道祖の二十五回忌法要に参加しましたので、そのときの様子を紹介して藤田霊斎師の遺徳を偲《しの》びたいと思います。

日本からの出席者は二十数名。村木弘昌《ひろまさ》会長は不参加でした。なぜかはまったく記憶にありません。団長格は佐藤道平《みちへい》副会長。佐藤道平氏は因《ちな》みに藤田霊斎師のご子息さんです。理事で大先輩の山田盛《さかん》氏、若手のホープで道祖に心酔することでは誰にも負けないという感じの長允也《おさみつや》さん、それに仲のよい古山楯男《ふるやまたてお》さん、それに私の竹馬の友の大井《おおい》忠《ただし》さん、ここまでは記憶がたしかですが、あとの方々についてはよく思い出せません。

いや、一人思い出しました。城谷満《しろたにみつる》氏を落としてはいけません。ある種の名物男でしたから。当時、長允也さんが、現在の調和道協会が本部を置く、西日暮里の延命院で「道祖研究会」なるものを主宰していました。その研究会の事務長格が城谷さん。何事にも一家言をお持ちの、小柄でも存在感のある人でした。とすると、城谷さんと仲良しの、現理事の城健《じょうけん》さんも参加していたかもしれません。

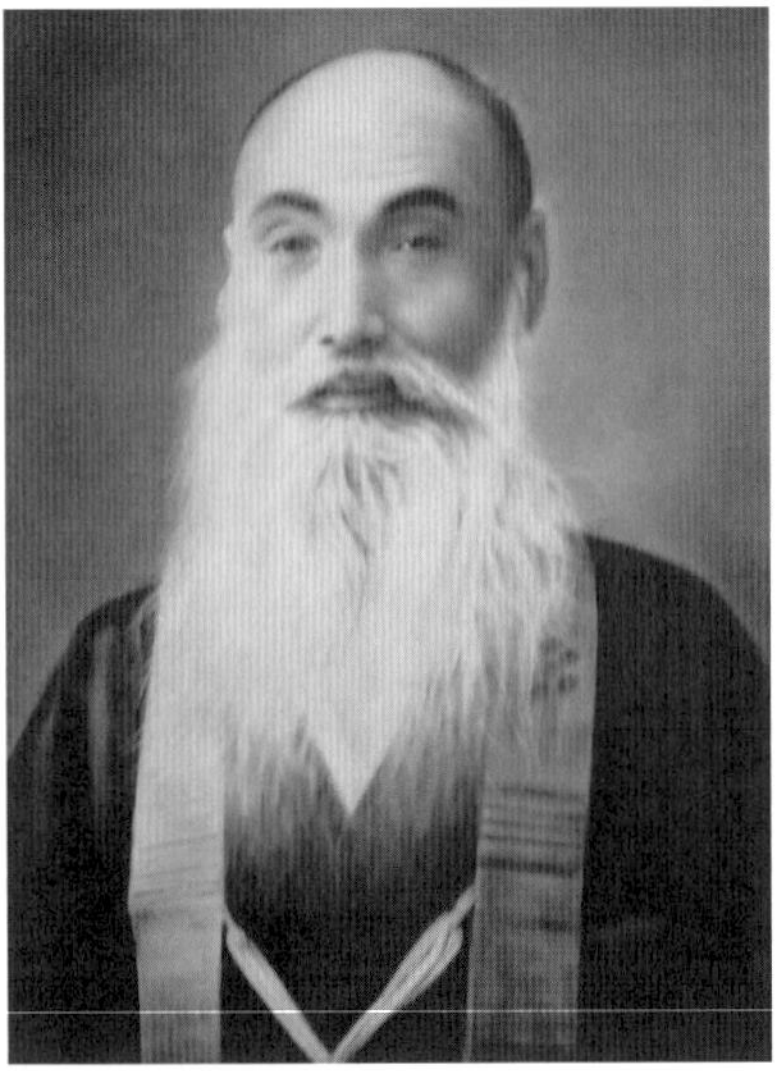
道祖・藤田霊斎師（写真提供 調和道協会）

青空のもと陽光きらめくホノルル空港には森藤梅代《もりふじうめよ》さんをはじめ、たくさんの人々が私たちを出迎えてくれました。生まれて初めてのレイの洗礼です。そのあと私だけ一行と別れて佐藤昌市さんに連れられて放送局へ。ラジオの生出演です。なぜ私なのかと訝《いぶか》しむ暇もなく、これまた青空の下、白亜の殿堂と呼ぶには、いささか小さい放送局で、色白で豊満な感じの日系人の女性アナウンサーと丹田呼吸法についてのやり取りです。

こういうことに不慣れな私ですので、きわめてぎこちないやり取りだったと思いますが、話しているうちに、私が選ばれた理由がわかりました。医学的見地から見た丹田呼吸法ということが、この生出演のテーマだったようです。当時は私のように医師で呼吸法にかかわる人が少なかったのではないでしょうか。あとでテープを聴いてみると、それほどぎこちないものでもなく、陽光きらめくハワイの雰囲気を感じさせる、実に明るいインタビューだったと自負したものですが、残念なことに、そのテープをいつの間にか紛失してしまいました。

ホノルルの伝道の本拠地は静かな住宅街にある寺院です。祭壇は佛壇ですが、その前には椅子席の列といった、寺院と教会とを合わせたような建物です。広い庭にはマンゴーの木が葉を広げて日陰をつくり、涼風を運んできます。

法要がこの寺院で営まれたときも溢れるばかりの人でしたし、直会《なおらい》の宴も、それは賑やかなもので、往時の調和道協会ホノルル支部の隆盛ぶりをうかがうことができました。

併せて、モイリニ・コミュニティ・センターで記念講演会が催され、私も喋らされたのですが、何を喋ったのか、まったく記憶にありません。

二代目会長・村木弘昌氏との親交

二代目の会長は村木弘昌氏。初めてお会いしたのは、当時、鶯谷《うぐいすだに》にあった協会本部でした。小柄で温厚そのもの、人を圧するようなところのまったくない、およそ一流一派の総師とはとても思えない人、というのが私の第一印象でした。

もう、この頃は延命院の道祖研究会に通うようになって数ヶ月が経っていましたた。月に二回、土曜日の午後、研究会は開かれていましたが、終わると必ず近くの中華料理屋さんでビールも入って談笑、といった楽しい交流になんの不足もなく、協会に入会するなんて気はさらさら起こってきませんでした。

そんななかで誰がすすめてくれたのか、協会に正式に入会することになって本部を訪れたのでした。そのときに副会長の佐藤道平氏にもお会いしました。以降、延命院の研究会はそのまま続けながら、これまた月に二回ほど本部にも通うようになりました。当時、都立駒込病院で食道がんの外科を担当していましたので、常に術直後の患者さんや重症の患者さんをかかえていて、病院に泊まることも日常茶飯事といったところでした。

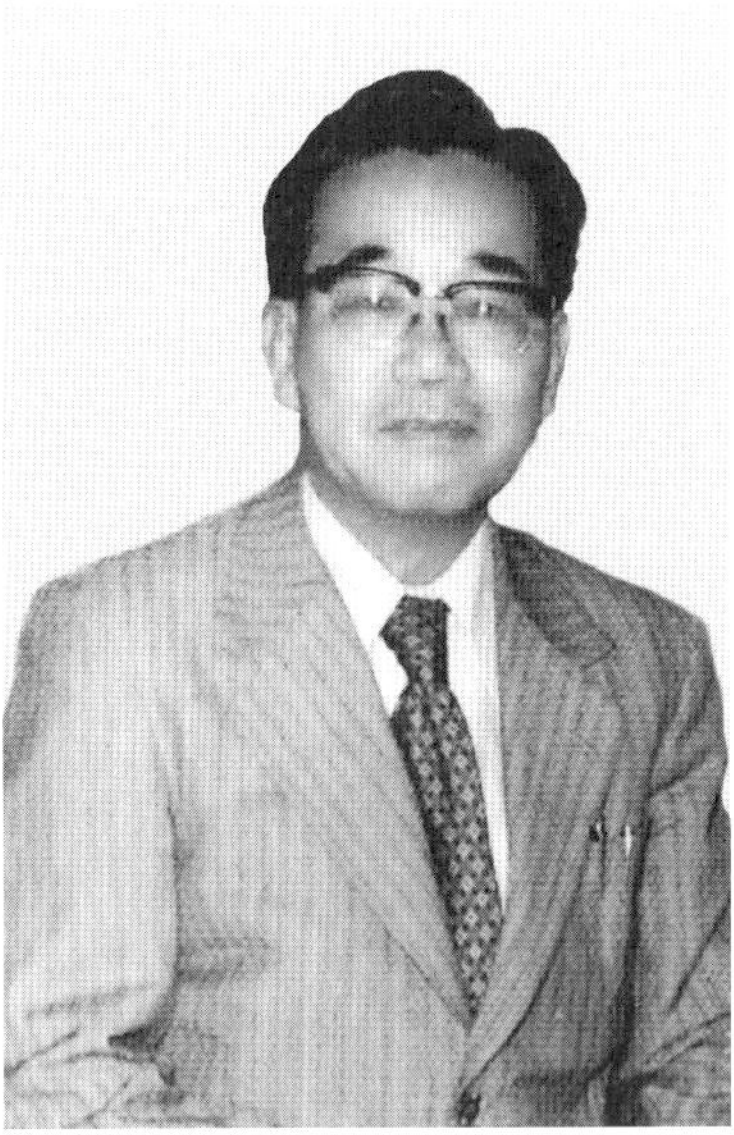

村木弘昌氏（写真提供 調和道協会）

そんななかでも多少の余裕はあります。そのわずかな余裕を利用して本部を訪ねるのです。訪れるときは夕方の五時頃ですが、病院から田端駅までは徒歩、鶯谷駅までＪＲ線、さらに徒歩で本部まで、合わせて三十分ほどの距離です。鶯谷の駅を出てすぐのところに屋台の焼き鳥屋さんがあって、いつもいい匂いを撒き散らしていました。なつかしい匂いです。

当時の本部でよくお会いしたのは、まずは事務局を担当していた浅野さん、理事の石井さん、証券会社社長の小野さんご夫妻に姪ごさん、市瀬兄弟などのなつかしい面々、あっ、大事な人を落としてました。もう一人の副会長の清水さんです。

毎回、村木会長の講話がありました。週に何回くらいかわかりませんが、会長の呼吸法にかける情熱のしからしむるところと、今でも敬意を抱いています。しかし会長の声は小さく、その上抑揚《よくよう》に欠け、聴いているときまって睡魔に襲われたものです。

講話と呼吸法の実習が済むと、必ず会長に誘われて、近所の居酒屋へ。佐藤副会長と石井理事が、たいていは同行します。居酒屋さんといってもほかの皆さんの目的はお酒ではなく夕食です。ここの和風の定食をもって夕食とするのです。村木会長と私はお銚子を二本ずつといったところで、杯を汲み交わしながら、四方山話に花を咲かせることになるのですが、これがどうしても四方山話にならないのです。それは村木会長が呼吸法の話しかしないからです。口を開けば呼吸法、その他の話題は一切ありません。こちらで話題を変えようとしても、まったく動じません。返事も上の空で、すぐに呼吸法に戻ります。

居酒屋さんの名前はたしか「ほてい」といいましたが、ほていでの一刻《ひととき》が済むと村木会長は徒歩で帰宅の途につきます。私はタクシーを拾って病院へ。タクシーを拾うのに数分はかかりますから、すでに歩き出している村木会長をあとから追い越すことになります。

会長は三呼一吸をしながら、やや上体を前傾させ、大股に歩いています。例外ということはありません。いつも同じです。かように村木会長の生活は呼吸法三昧でした。

村木会長の偉業

村木会長は三十年余にわたって会長職を務め、調和道丹田呼吸法の発展普及のために力を尽くしましたが、その最大の功績は、なんといっても呼吸法に現代医学の光を当てたことでしょう。

まずは三大体腔《たいこう》説です。人間には頭蓋腔、胸腔、腹腔といった三つの体腔があり、当然のことながら、互に関連し合っています。丹田呼吸法による腹腔内圧のリズミカルな変動は胸腔内圧のリズミカルな変動をもたらし、さらに頭蓋内圧にもリズミカルな変動をもたらします。それぞれのリズミカルな変動によって、それぞれの内腔に含まれる臓器に心地よいマッサージ効果がもたらされるといいます。私たちの内臓のすべてが、この三大体腔の中に含まれているわけですから、全内臓が一つ残らず、心地よいマッサージ効果の対象になるわけですから、これはもう大変なことです。

腹腔は後ろは背骨で固定され、下面は骨盤底《こつばんてい》で固定されていますが、上面は横隔膜、前面と両側面は腹筋で伸縮自在に動きます。つまり横隔膜と腹筋群によって腹腔内圧のリズミカルな変動がもたらされることになります。

ではマッサージ効果によって何が得られるのか。腹腔内臓器の血行がよくなるのです。これは十分に想像できることですが、想像だけではなく、動物実験によるエビデンス（科学的根拠）も伴っています。中国医学では、血行の滞りを〝瘀血〟と呼び、万病の元と見做《みな》しているくらいです。この血行改善の効果を腹腔だけにとどめず、三大体腔の関連において論じたところに村木先生のオリジナルがあると思います。

もう一つ、よくいわれるマッサージ効果は太陽神経叢に対する効果です。太陽神経叢は上腹部の膵臓の上部の腹部大動脈に貼り付くようにして存在する交感神経の元締めのようなものですが、腹腔内圧の変動が、この神経叢のはたらきに、どんな影響を及ぼすのか、こちらは容易に想像することができませんし、また、そのような研究も見当たらないようです。村木先生ご自身も、特に、この点を強調していることもありません。

しかし、村木先生の最高の功績は、なんといっても〝癒し〟という言葉を発掘したことではないでしょうか。

畏友上田紀行《のりゆき》さん（文化人類学者、東京工業大学准教授）によれば、〝癒し〟という言葉が初めて四大紙に登場したのが一九八八年の毎日新聞だそうです。自らも『スリランカの悪魔祓い――イメージと癒しのコスモロジー』（徳間書店）を上梓し、癒しのブームの火付け役と自他ともに認める上田さんが言うのですから間違いないことなのでしょう。

ところが、村木先生の『万病を癒す丹田呼吸法』（柏樹社）が出たのが一九八四年ですから、毎日新聞よりも古いわけです。しかも、先生は〝癒す〟の意味を正確にとらえています。見事というほかはありません。

〝治し〟は〝直し〟に通じます。身体の一部に生じた故障を、あたかも機械を修理するように直すのが治しです。西洋医学が由《よ》ってきた手法です。

一方、〝癒し〟は内なる生命場のエネルギーを上昇させることをいいます。私たちの体内には電磁場や重力場が存在しますが、それだけではありません。まだ発見されないとはいえ、もっともっと生命に直結する、たとえば〈気〉のような物理量が存在して〈生命場〉をつくっていることは容易に想像されるところです。この生命場のエネルギーが生命《いのち》で、このエネルギーがなんらかの理由で下降したとき、これを回復すべく、その場に備わった能力が〈自然治癒力〉、他からのはたらきかけで回復させることを〝癒し〟、自らの努力で、これを回復、さらには向上させることを〝養生〟と呼んでいるのです。

つまり、癒しの対象は身体ではなく生命場なのです。ここのところをしっかり押えないと癒しの意味がぼやけてしまいます。癒しの意味がぼやけてしまうから、上田さんが嘆くように、安易に使われ過ぎたり「俺は癒しが嫌いだ！」などと見当違いなことをいう向きも出てくるのです。

さらに〝治し〟の効果は、治ったか治らなかったのどちらかです。つまり、自転車が毀《こわ》れて自転車屋さんに持っていきます。結果は「はい、直りましたよ」か「これは無理ですよ。直せませんよ。新しいのを買われたらどうですか」のどちらかです。結果は、治ったか治らないかの二極化なのです。

その点、〝癒し〟は違います。相手は生命場のエネルギーです。エネルギーは、ある限られた範囲にしても、連続した無数の値を取り得ます。癒しによって、この値がどのくらい上昇するかわかりませんが、ごくわずかでも上昇すれば、それは効果です。だから、〝治し〟のような治った治らないの二極化はそぐわないのです。

呼吸法は身体の故障を治すための方法ではなく、生命場のエネルギーを上昇させるための〝癒し〟の方法なのです。だから、村木先生のご著書のタイトルにあるように「万病を癒す丹田呼吸法」であって、決して「万病を治す丹田呼吸法」

ではないのです。

まだ、癒しが人口に膾炙《かいしゃ》しない時代に、早くも癒しの意味を正確に理解し、丹田呼吸法を癒しの方法として位置づけた村木弘昌先生の炯眼《けいがん》には心底驚くとともに、当時、そのことにまったく気づきもしなかった私自身の不明をあらためて恥入っている次第であります。

それと、もう一つ、後年になって、初めて気づいた村木先生の凄《すご》さがあります。それもただの凄さではありません。身震《みぶる》いするような鬼気迫る凄さです。

それは、がんという病が身体だけの病ではなく、心にも生命にも深くかかわった病であると先生は早くも見破っていたのです。だから丹田呼吸法によって生命場のエネルギーを上昇させることは、そのまま、がんの治癒に貢献するのです。もちろん、西洋医学の手術や化学療法とは同列に論じることはできません。片や治しの方法、片や癒しの方法ですから。

私の知人が某がんセンターで肺がんの手術を受けました。手術の傷も癒えて、そろそろ退院かという頃、彼は病室で毎日、呼吸法に励んでいました。そんなある日、呼吸法をやっているときに、ふらりと主治医が病室に入ってきたそうです。

主治医は笑いながら、

「あれ！　今、何をしていたのですか？　ああ、呼吸法ですか。いいですよ、何でもやってください。……でも、これで、がんが治るなんてことはありませんよ」

と言ったそうです。そうですよ。治るなんてことはありません。でも癒すことはできるのですよ。

こんな手合いが、今でもほとんどなのです。悲しくなるではありませんか。それを村木先生は、なんと二十年以上前に見破っていたのですから、鬼気迫るとしかいいようがないのです。

村木先生のあとを継いで、私が三代目の会長になったのが平成二年。このときは残念なことに、まだ、村木先生を正当に評価していませんでした。しかし、現在は違います。村木先生の功績はいくら高く評価してもし切れるものではないと思っています。先生の先見性と深い洞察力はホリスティック医学の歴史のなかで燦《さん》として輝き続けていくものと思います。

しかし、残念ながら、このことに気が付いている人は私以外にはほとんどいないと思います。それだけに私の責任は重大です。先生の功績をしっかりと次代に伝えていかなくてはなりません。よしっ！　と覚悟を新たにした途端に、皮肉なことに突然、調和道協会を退会することになりました。二〇〇七年五月のことです。しかしたとえ協会を離れても、その覚悟は変わりません。むしろ、もやもやがふっ切れたぶん、光風霽月《こうふうせいげつ》、澄みわたった心で、より声を大にして村木弘昌先生の偉業を伝えていきたいと思います。

私と白隠さんとの出会い
――八光流柔術のこと

白隠さんと私を結びつけてくれたのは誰あろう、村木弘昌先生です。ということは、まずは私と調和道協会とのお付き合いについて語らなければならないでしょう。

私が調和道協会の門を叩いたのは昭和五十二年、都立駒込病院に赴任して間もなくの頃でした。動機はいささか純粋さに欠けます。当時、夢中になっていた八《はっ》光流《こうりゅう》柔術に強くなるためのものでした。

　なぜ八光流柔術にそれほど夢中になっていたのか。八光流柔術とは初代奥山龍峰先生が昭和十六年に創始した、医療体術の典型ともいうべき柔術です。

　まず、攻撃点が治療点なのです。つまり、身体中に張り巡らされている経絡と経穴（ツボ）が攻撃点となります。ハリ灸での治療点に瞬間刺激を加えて激痛を生じさせ、相手を倒すのです。相手は激痛に耐えかねて、もんどりを打って投げ出されるわけですが、激痛は一瞬であって、畳の上に大の字に横たわったときは、もう、まったく痛みは消えています。

　だから、畳の上に横たわり天井を見ながら、今の激痛、あれは一体なんだったのだろうと思いながら、突然、笑いが込み上げてきます。投げ出されたほうが腹の底から笑い出すといった妙な武術なのです。

　腹の底からの大笑いは立派な呼吸法です。これだけでも副交感神経が大いにはたらき免疫力が向上してきます。それだけではありません。経絡や経穴への瞬間刺激は、そのまま中国医学です。ハリや指圧の施術を受けたことと同じです。だから典型的な医療体術なのです。しかも投げ出される側はなんの修行も要りません。ただ、相手の胸倉や腕を取りにかかれば、健康が得られるわけですから、これほど横着な健康法もありません。

一方、投げ出す方はどうかというと、瞬間刺激を大きなものにするためには、力の落差を大きくしなければなりません。ということは相手の経絡や経穴に手指が触れるときは、あくまでも柔らかく、羽毛が触れるがごとくおこない、次なる瞬間、丹田の気を一気に運んで、大いなる力を爆発させるのです。

つまり丹田の気を常に養い、これを自在に動かすのですから、これはまさに気功の真髄です。並大抵の努力で得られる境地ではありません。修行中の修行といってもよいでしょう。攻守ところを代えれば自ら横着と修行が交代します。この横着と修行を交代させながら互に健康を得ていくところが、八光流柔術の大きな魅力といってもよいでしょう。

武術的興味に加えて医学的興味も相俟って、一気に、八光流柔術にのめり込んでいきました。それにしても、脱力から丹田の気を動かすところは、この上なくむずかしい。なかなか思うようにはいきません。

そうこうしているうちに、呼吸法に思い至ったのです。どんな技でも、その技固有の呼吸というものがあって、この呼吸を身につけることによって初めて、その技をマスターすることになるのではないかと覚《さと》ったのです。

ただ、この場合の呼吸とは呼《は》いたり吸ったりの呼吸ではなく〝間合い〟の意味なのですが、「呼吸！　呼吸法だ！」とばかりに呼吸法に飛びついてしまいました。短絡といえば短絡ですが、生来せっかちな私としては決して珍らしくはないことだったのです。

その上にタイミングもよかったのです。呼吸について考え始めた頃に、小野章一さんを通じて長允也さんを知ることになったのですから。少し大仰《おおぎょう》ですが、天の時、地の利、人の和がぴたりと一致したのでしょう。

しかも、後年、間合いを呼吸と見誤ったことが決して短絡ではないということがわかるのですから、よほど恵まれていたのでしょう。どういうことかというと、調和道協会の門を叩くことによって、当時、協会の顧問をされていた三木成《みきしげ》夫《お》先生（東京芸術大学教授、解剖学）とのご縁をいただいたことです。

呼吸と間合い
——三木成夫先生に学ぶ

三木成夫先生は東京大学医学部では私の先輩にして、解剖学のなかでも特に発生学を専門にしていました。おそらく村木弘昌先生が東京大学の解剖学教室に籍をおいていた頃からなのでしょう。村木弘昌先生とは親しい間柄で、協会の顧問として、しばしば協会主催の集まりで講演をなさっていました。背をまっすぐに伸ばし、静かな口調で淡々と語るお姿は、今でもはっきりと思い出すことができます。

今から四億年の昔、古生代の終わりに、私たちの祖先は海中の生活を捨てて、緑なす陸上へと上陸を敢行したといわれています。そのとき、呼吸器官に一大革命が起こりました。鰓《えら》呼吸から肺呼吸への革命です。

たんに呼吸の出入口が変わったということではありません。鰓というのは腸管の最先端です。腸管の筋肉は平滑筋《へいかつきん》、いわゆる植物性の筋肉です。日夜を問わず動き続けても疲れません。私たちのお腹の中の胃や腸を思い出してみてください。起きていようと眠っていようと、歩いていようと休んでいようと腸管は関係なく動き続けています。

一方、手足を動かしたり歩いたりするための筋肉は横紋筋《おうもんきん》です。いわゆる動物性の筋肉で、こちらは瞬発力という点では平滑筋にはるかに秀いでていますが、疲れやすく、平滑筋のように動き続けることはできません。

このように、鰓呼吸の時代は呼吸と体動、平滑筋と横紋筋との間で完全に分業が成り立っていたのです。呼吸は呼吸、体動は体動、まったくかかわり合うことなく、それぞれのペースを刻んでいたのです。

ところが肺呼吸になると様相は一変します。肺は魚の浮き袋の変化したものです。筋肉というものを持ち合わせません。ゴム風船のようなものです。いっぱいに膨らんだゴム風船は、出口を開けばゴムの弾力によって中の空気を吐き出してしぼむことができますが、自力で空気を吸い込んで再び膨らむということはできません。だからゴム風船のような肺組織だけでは、吸ったり吐いたりの呼吸運動は不可能なのです。

そこで呼吸筋の誕生です。頸部《けいぶ》の筋肉、胸部の筋肉、横隔膜などの横紋筋の助けを借りて、初めて肺呼吸が完成しました。これはこれで人類の進化のために大いなる成果には違いないのですが、困ったことが出来《しゅったい》しました。平滑筋と横紋筋で分業が成り立たなくなってしまったのです。

技や芸に集中して身体を動かしているときは、どうしても呼吸がおろそかになります。その結果、時間が経過するにつれ血中の酸素分圧は落ち、二酸化炭素分圧は上がってきます。

そこで一瞬、身体の動きを止め、一呼吸、間にはさむことによって酸素分圧と二酸化炭素分圧を元に戻すことが必要になってきます。これが技や芸における拍子《ひょうし》とか間合いとかになる、というのが三木成夫先生の説なのです。

三木成夫先生のおかげで、呼吸と間合いとの関係が確立されました。八光流柔術に熟達するためには八光流柔術固有の間合いというものを身につけなければならない。よしっ！　呼吸法を習おう、と調和道丹田呼吸法の門を叩いたのは決して短絡ではなかったのです。

お人柄もさることながら、三木成夫先生を今でも敬愛して止まない理由はここにあったのです。そして、私が川越に病院を開いて間もなく、先生から電話をいただいたことがあります。びっくりしました。先生のお弟子さんを一度、診察してくれないかというのです。それはお安い御用というものですが、なんと先生のお住まいが川越の隣町の上福岡市《かみふくおか》だというので二度びっくりです。

これから、度々、先生とお会いして呼吸法についての教えを受けることができるのでは、と胸をときめかしたものです。しかし開業した身にはそれほど余裕はありません。病院を軌道に乗せるべく躍起《やっき》となっているうちに、いたずらに時間が過ぎていき、先生とお会いする機会もなかなか訪れて来ないときに、突然の先生の訃報《ふほう》です。しかも、まだ六十歳代前半の若さです。残念でなりませんでした。

それからは先生の著作から大いに学ばせていただきました。先生が逝かれたあと、その著作が次々と刊行され、むさぼるように読んだものです。今では、三木成夫先生の著作を熟読玩味せずに呼吸法を語ること勿《なか》れとすら思っています。

さて閑話休題。そうして入門した調和道協会の日々のなかから白隠禅師について知るようになったのは当然ですが、特に意識するように私を誘《いざな》ってくれたのは、なんといっても村木弘昌先生でしょう。

鶯谷の調和道協会本部の集まりでも、いつも村木先生の講話がありましたが、印象深いのは谷中《やなか》の全生庵《ぜんしょうあん》での講話でした。毎月一度か二度、定期的におこなわれていたに違いないのですが、思い出すのは初夏の頃の場面だけです。そよ風が吹き青葉の映える本堂。寒からず暑からず、実に心地よい。さらに淡々とした村木先生の抑揚のない語り口が眠気を誘う。

この全生庵での講話のなかで白隠さんに次第に親しんでいったような気がします。ただ、先生が白隠さんについて、どんな話をされたかはまったく憶えてはいません。

ただ、先生の著作のなかの一つである『医僧白隠の呼吸法――「夜船閑話」の健康法に学ぶ』（柏樹社）によって白隠さんに、夜船閑話に馴染みを深くしていったことは間違いありません。しかし、これが出会いというわけではありません。この本の刊行は昭和六十（一九八五）年のことです。このときはすでに帯津三敬病院を開いていました。

病院の開設は一九八二年です。新設成った道場の神棚の下には白隠さん筆による「達磨像」の掛軸がかけてありましたし、一九八〇年に初めて訪中した際、すでに白隠さんを意識していたことはたしかですから、どうしても出会いはこの本ではなく、もっと以前の都立駒込病院時代のことなのです。

そして、もう少し絞り込むと、やはり全生庵ということになりそうです。全生庵は、言うまでもなく山岡鉄舟が開いた臨済宗の名刹です。白隠さんとは深い深い関係のお寺さんです。その全生庵での白隠さんとの出会い。これも縁というものなのでしょう。

もう一つ忘れてならないのが中国での白隠さんとの出会いです。この思い出は、今でも私の胸に一陣の清風をもたらしてくれます。そういえば、全生庵の催しも「佛教清風講座」でした。

西洋医学の限界に突き当たる

まずは、この初めての訪中がどうして起こったかということから話を始めましょう。

私が東京都立駒込病院に赴任したのが一九七六年。駒込病院が東京都のがんセンター的役割を担う病院として船出した翌年の春でした。学閥を排すというよりも、それだけ新しいがんセンターに対する東京都の思い入れが大きかったのではないでしょうか。二百人を超える医師たちは全国から集められました。集められた医師たちも、それぞれががん征服の野望に燃えていました。

私が外科医になり立ての頃は、食道がんの手術といえば大手術でした。手術時間も長く、出血量も多く、術後の合併症も多いという、どちらかといえば悲惨な手術でした。

それが、この頃になると手術の手際もよくなり、集中治療室に代表される術後管理の進歩によって、かなりスマートな手術に様変わりしていました。だから、私たちはピカピカの医療器具と設備に囲まれて、意気軒昂《けんこう》として仕事に励んでいました。

毎朝七時過ぎには病院に入っていました。川越から駒込までの通勤ですから、季節にもよりますが自宅を出るときは真っ暗です。帰りも深夜に及ぶことが珍らしくない上に、手術だ！　重症だ！　といっては病院泊まりです。家族のストレスは大変だったと思いますが、本人は至って健康、軽快なフットワークで動き回っていたのです。

そんな心も軽く身も軽い私に、ふっと何か翳《かげ》りのようなものが忍びよってきたのはいつの頃だったでしょうか。初めは、その翳りが何であるかはっきりわかりませんでした。しかし、少しずつ大きさを増しはっきりしてきました。それは、これほどの医学の進歩がなぜ治療成績の向上に繋《つな》がらないのかという疑問だったのです。

手際よい手術で、患者さんが無事退院しても、しばらくして再発して帰ってくる人が一向に減りません。あれだけの医学の進歩がどこへ行ってしまうのだろうかという疑問でした。いろいろ考えた末、これはどうしても西洋医学が届かないところがあるに違いない。人体に、あるいは生命に西洋医学の手が届かないところがあるとすれば、それは治療成績が上がらないとしても当然ではないか。ここに西洋医学の限界があると考えたのです。

その限界とは何か。部分を見るのに、これほど長《た》けた医学はない。しかも現代科学がこれをしっかりと支えている。この点は申し分がない。しかし、部分と部との間にある見えない繋がりのようなものを見落としているのではないだろうか。これが限界の最たるものに違いないと考えるようになったのです。

ならば、繋がりを見る医学を西洋医学に併せることによって、この限界を乗り越えることができるのではないだろうか。繋がりを見る医学とは何だ？　これは誰でもがすぐに気が付きます。それは中国医学です。なぜかといえば、中国医学の基本原理は陰陽五行学説です。陰陽学説にしても五行学説にしても、どちらも繋がりの哲学ではありませんか。そうか、中国医学を併せてみようと心に決めたのでした。

中国医学と西洋医学を合わせる中西医結合の源は、なんとアヘン戦争の頃に遡るといわれています。中国では、その成果が着々と上がっているのでしょうか。皆目わかりません。当時は今と違って、中国国内の情報はまったくなきに等しいものでした。そこで中国に行って、この眼で確かめることにしました。

恐るおそる東京都の衛生局《えいせいきょく》に願い出てみたところ、あっさりと許可されたのです。その頃、すでに東京都と北京市は姉妹都市でした。二人の同僚といっしょに、北京市立がんセンターの招聘を受けて、期待に胸を膨らませて、生まれて初めての訪中が実現したのです。

気功との邂逅

このとき、私のなかで〝気功〟という言葉は存在しませんでした。わが国における気功の魁《さきがけ》ともいえる津村喬《つむらたかし》さんと星野稔《ほしのみのる》さんが共著の形で柏樹社から刊行した気功を紹介する書物がありました。医療体術すべてに眼を光らせていた私です。当然のことながら、この書物を手にしてはいました。しかし、通り一遍の読み方で気功の本質的理解は無理です。だから気功についてはまったくの門外漢だったのです。

私の頭の中にあったのは漢方薬と鍼灸《しんきゅう》でした。生薬《しょうやく》や方剤《ほうざい》のなかに、何か秘薬のようなものがあるのではないか。あるいはがんに対するハリ治療の名人がいるのではないか。という期待を抱いての訪中でした。

しかし、期待は叶えられませんでした。理由はいくつか挙げられます。まず、私自身に漢方薬とハリ灸に関する素養がなかったこと、次に私たちを招聘してくれた北京市立がんセンターはあくまでも西洋医学の病院であって、漢方薬やハリ灸の見学は日程のなかに入っていなかったこと。そして、三番目が北京市立がんセンターの漢方薬部門の責任者というべき李岩《りがん》先生と親しく話し、彼の考えをじっくりと聞くことができたことでしょう。

それは一日、万里の長城を案内されたときのことです。今と違って、まだまだ、すべてが不便な時代です。宿舎の北京飯店からボール箱に入ったお弁当を受け取って迎えに来た病院の車に乗り込みました。その車になんと李岩先生も乗り込んで来たのです。私にできるだけ中国医学と接する時間を持たせようとする病院側の好意だったのではないでしょうか。

おかげで、万里の長城の往復の車中で、李岩先生から漢方薬によるがん治療の現状について、いろいろ教えてもらうことができました。通訳するのは放射線科の医師である謝玉泉《しゃぎょくせん》先生ですし、こちらは漢方薬についての素養《そよう》がないわけですから、それは十分にということにはなりません。

ところが李岩先生から、なかなか景気のよい話を引き出すことができません。彼の正直な人柄にもよるものなのでしょうが、漢方薬で、こうしてがんが治ったというような胸躍る話は一切出てきません。とにかく歯切れが悪いのです。

のちに、現場で苦労している人ほど歯切れが悪いものだと覚えることになるのですが、まだ、この時点では、まったく、そのことに気づいていません。だから、漢方薬への期待は急速に凋《しぼ》んでしまったのです。しかしのちに、この李岩先生がしばしば来日して、帯津三敬病院の漢方薬部門の基礎を築いてくれることになるのですから、このときの出会いは決して無駄ではなかったのです。

中国医学のエース〈気功〉

漢方薬に対する期待が凋んでしまった反動というわけではないのですが、興味はすっかり気功に向かってしまいました。肺外科の世界的権威で中国医学にも造詣の深い辛育令《しんいくれい》先生率いる北京市肺がん研究所附属病院を訪れたのが気功との初めての出会いでした。

ここでの肺手術は原則としてハリ麻酔でやっていました。ハリ麻酔の効果を高めるために、手術前の三週間あまり、気功に励んでもらうというのです。たとえ三週間でも練功することによって、ハリ麻酔がよく効くようになるというのですから、気の介在を信じたくなるではありませんか。

きっと、これから手術を迎える患者さんたちなのでしょう。中庭のようなところで練功に励む人々を見たとき、あっ！　これは呼吸法だ！　と思いました。瞬時に、気功こそ中国医学のエースだと思いました。

なぜ、エースですかって。〈気〉を基本概念とする中国医学はエネルギー医学です。四本柱の漢方薬、ハリ灸、気功、食養生すべてエネルギー医学ですが、なかでも気を正面から扱う気功が、その最たるものといってよいでしょう。しかし、このときはこんなことを考えていたわけではなく、まさに直観でした。

そこで気功の情報をできるだけ集めようとしましたが、なかなか思うように事は運びません。仕方がないので、本屋さんを見つけては飛び込んで、気功の本を買い漁《あさ》りました。瑠璃廠《るりちゃん》で一九四五年発刊の『太極拳刀剣桿散手合編』を見つけたのもこのときで、今では私の家宝級の存在です。

北京の日程を終えて上海に移動する間に杭州の西湖《せいこ》を訪れました。その後何度か、ここを訪れる機会に恵まれましたが、その美しさはいつも新鮮です。しかも、中国には珍らしいくらい清潔が保たれています。天下一の景勝地として、すべての中国人が誇りに思っているのではないでしょうか。

しかも、最初に訪れたときは、まだ内外の観光客による賑わいはなく、人影はまばらといった具合で、思わず蘇堤《そてい》に腰を下ろして丹田呼吸法を始めてしまいました。蘇堤とは、蘇東坡《そとうば》が、この地で任官しているときに築いたものとされています。

『夜船閑話』に「……又蘇内翰《そないかん》が曰《いわ》く……」というくだりがあります。村木弘昌先生の訳によれば、

また蘇内翰の言葉に、「空腹になったならば食事をし、それも満腹にならぬように気をつける。あるいは満腹ならば散歩をして腹をすかせるよう心がける。そのように腹をすかしてから静かな部屋に入り、端坐し、静かに出入りの息を数えよ、一息より数えて十に至り、さらに十より数えて百に至る。そうして百から千に至ると、体は兀然とした（高くそびえた）気持となり、そして心は静まりかえって虚空と等しくなるのだ」と（『白隠の丹田呼吸法』春秋社）。

ということで、白隠さんが蘇東坡の著作を相当読み込んでいたことがうかがえ

ます。
そのとき湖畔の書画店で、「雨も亦、奇なり」と題した水彩画を買いました。
言うまでもなく、蘇東坡の

水光《すいこう》　瀲灩《れんえん》として　晴《は》れて方《まさ》に好《よ》し
山色《さんしょく》　空濛《くうもう》として　雨《あめ》も亦《ま》た奇《き》なり
西湖《せいこ》を把《と》って西子《せいし》に比《ひ》せんと欲《ほっ》すれば
淡粧《たんしょう》　濃抹《のうまつ》　総《すべ》て相宜《あいよろ》し

『蘇東坡詩選』岩波文庫

を題材にしたものです。

初めての訪中で、蘇東坡の詩に接し、また蘇堤に腰を下ろして丹田呼吸をおこなう。これも白隠さんとの詩情豊かな出会いということになるのではないでしょうか。

気功を伴侶として

中国から帰るやいなや、早《はや》る気持ちを押え難く、買い求めてきた十冊以上の書物を一気に読破してしまいました。中国語がわかるわけではありません。ただ漢字とイラストを頼りに読んでいったのです。虚仮《こけ》の一念というべきでしょうか。

その結果、功法には夥《おびただ》しい種類があるが、要するに調身、調息、調心を備えていれば、すなわち気功である。八光流柔術も調和道丹田呼吸法も、そして家内がすでに励んでいた楊名時太極拳も皆、気功ではないか。とすれば、あわてて中国に気功を求めなくてもいい。日本で手に入る気功から始めようという結論に達したのです。

食道がんの手術の場合は術後二時間ほどすると人心地がついてきます。その人心地のついてきた患者さんに簡単な気功を教えるのですが誰もついてきてくれません。無理もありません。当時は病名告知がほとんどなされていない時代です。病名を告げてなくて、よくあのような大手術を受ける気になるなあ、と不思議に思いますが、いずれにしても、再発防止のために、この気功をやるのだと言えませんので、なんとも説得力に欠けるのです。

その上、当時の駒込病院は東京都のがんセンター的な役割を担うべく、最新の医療機器と全国から人材を集めて出発したばかりですから、ここに集《つど》う患者さんたちは当然のことながら、高度先進医療に期待してやってきます。そこへ気功のようなわけのわからないものを持ち込んでも、なかなか理解してくれません。

これはこれで仕方がないかな。中国医学をがんの治療現場に取り入れようなんていう考えはさらりと捨てて、本職の外科医に立ち戻ろう、なんて考えたのですが、一度、思い込んだ考えを拭《ぬぐ》い去るのはむずかしいようです。いずれ東から風が吹いてくるという予感が日を追って強くなってきました。中国からの風ですから、本当は西風なのですが、東洋医学という頭があるので、東風になってしまったようです。

病院開設——中西医結合への試み

その予感に背を押されるようにして、郷里の川越に中西医結合によるがん治療を旗印にした病院を開きました。一九八二年十一月のことでした。七十七床の小さな病院です。

これがまた理解されませんでした。中西医結合とは文字通り、中国医学と西洋医学を合わせることですから、誰もが思い付くことでしょう。だから、昔から、この考え方はあるのです。一説にはアヘン戦争（一八四〇～四二年）の頃に起ったといわれています。

それほど古くからあるのに、実際はまだまだほとんど形を成してはおりません。本場の中国でもです。無理もないのです。これは大変な作業だからです。どういうことかというと、中国医学と西洋医学の足し算が中西医結合ではありません。ただ双方の治療法を並べただけでは俗に言う、下手な鉄砲数打ちゃ当たるです。効果の底上げといったって知れたものです。

中西医結合とは中国医学と西洋医学の統合です。統合とは英語のインテグレイト（INTEGRATE）、積分することです。積分とは双方をいったんばらばらに解体したものを集め直して、まったく新しい体系医学を築くことです。足し算なんてものではありません。気の遠くなるような大変な作業です。本場の中国だって、とてもとても、まだ、その入口にも立っていないというのが実情でしょう。そんなふうですから、中西医結合といったって誰も振り向いてくれるわけがないのです。実にさびしい毎日でした。しかし、言ってみれば小舟で大海に乗り出すようなものですから、とにかく漕《こ》がなくてはなりません。

漢方薬については、この時点では、まだ私はまったくの素人ですから、まずは漢方薬の素養のある後輩の外科医にパートタイマーとして来てもらいました。小原恵《おばらめぐみ》先生といって、今は東京都下の恋ヶ窪というところで開業しています。

ハリ灸は、八光流柔術の仲間で若き俊英、小林健二《こばやしけんじ》さんが来てくれました。

気功は調和道丹田呼吸法、楊名時太極拳、八光流柔術の三本立てで始めました。いずれも和製の気功といったところでしょう。調和道丹田呼吸法は協会の若きプリンスと呼ばれていた長充也《おさみつや》さんが、楊名時太極拳は私の家内の帯津稚子《おびつわかこ》が、八光流柔術はハリ灸の小林健二さんが、それぞれ担当してくれました。

食養生は、これがいちばん大変でした。少なくとも西洋医学のなかには食養生は存在しません。あるのは、糖尿病とか腎臓病あるいは高脂血症のような特異な病態にあってその帳尻を合わせようとするもので、対象は血中のある成分であり、人間まるごとに対して、食事というものがどのような影響を及ぼすかということに関しては何も持ち合わせてはいません。

一方、本屋さんには、さまざまな食養生の本があって、がんに対しても何冊も出てはいますが、その主張には差があって、なかには、一方が塩分をすすめ、一方が塩分を禁じるといった正反対の主張もあるというように、どうしても、これだ！　というものがないのです。

そこで、北京の李岩先生がすすめる薬粥《やくがゆ》を採用することにしました。新設された、しかも李岩先生が初代副院長を務める中日友好医院の入院患者用のメニューを基にして、それを多少、日本人向きにしたものから始めました。

名づけて〝漢方粥《かんぽうがゆ》〟。最初のメニューは、枸杞子粥《くこしがゆ》、薏苡仁粥《よくいにんがゆ》、百合根粥《ゆりねがゆ》、緑豆粥《りょくとうがゆ》、八方粥《はっぽうがゆ》などでした。ご承知のように薬粥といい、漢方粥といっても、いかにも薬くすりした漢方薬が入るのではなく、このように、ふだん副食として摂っているもので、かつ漢方薬的な効能を持ったものを用います。

しかし、漢方薬となると、その効果を上げるためには、弁証によって、熱証《ねっしょう》なのか寒証《かんしょう》なのか、実証《じっしょう》なのか虚証《きょしょう》なのかというふうにその人の証《しょう》を明らかにして、それに合った生薬なり方剤なりを用います。

漢方粥の場合も、この基本原理は同じです。たとえば枸杞子粥は虚証の人に、緑豆粥は熱証の人にというようにです。要するに、患者さん一人ひとりに、その証にあった粥を出さなければならないということになります。

しかし、現実的には、それは無理というものです。仕方がないので、十種類ほどの漢方粥を日替りで出すことにしました。今日は枸杞子粥、明日は緑豆粥というように毎日替えていくのです。すると、今日は自分の体質に合わないものを食べる破目になっても、明日は体質に合ったものに巡り合うということになって、わずかなマイナスには目を瞑り、すぐにそれを補えるようにしていこうというのです。まあ、次善の策というところでしょうか。

それでも実際には、漢方薬ではなく、あくまでも食べものです。実証の人が枸杞子粥を食べたとしても、別に何の違和感も呈さないものです。皆さん、美味しい、美味しいといって食べてくれます。

ということで、漢方粥からの出発は成功しました。でも、これは朝食だけで、昼と夕は普通の米飯ですから、食事療法としてみれば、些細《ささい》なものでしたが、それでも、当時としては病院給食として画期的なものといってよいものだったのではないでしょうか。

少し遅れて、玄米食がメニューに加わり、さらに幕内秀夫《まくうちひでお》さんの個人指導がはじまって、なんとなく、うちの食事療法の体裁がととのってきました。

第六章　ホリスティック医学と白隠さん
――予感と直観の世界――

ホリスティック医学の幕開け

帯津三敬病院を開いて二十六年目、日本ホリスティック医学協会が発足して二十一年、振り返ればずいぶんと長い間、ホリスティック医学を追い求めてきたものです。

しかし、そのホリスティック医学をまだ手にしたわけではありません。それどころか、私が生きているうちに手にするのは無理かなとすら思えてきました。でも、それだからといってさびしさとか無念といった思いはありません。ホリスティック医学を求めて来た一日一日が、私にとってはホリスティックな日々だったと自負しているからです。

しかし、そのぶん、私の家族をはじめ周囲の人々には多大な迷惑をかけてきてしまったようです。何しろ見ているのは前方だけです。後ろを振り返ることもなければ横を並んで走っている人にも目をくれないのですから。

ホリスティック医学（HOLISTIC MEDICINE）の語源はギリシャ語のホロス

（ＨＯＬＯＳ）。全体を意味する言葉で、ここから派生した言葉にホウル（ＷＨＯＬＥ＝全体の）、ヒール（ＨＥＡＬ＝癒す）、ヘルス（ＨＥＡＬＴＨ＝健康）、ホリイ（ＨＯＬＹ＝聖なる）などがあるといわれていますから、およその雰囲気はわかるというものです。

あまりにも要素還元主義に陥ってしまった西洋医学に対する反省あるいは批判から、一九六〇年代のアメリカに生まれたといわれています。そして、その理論的背景として挙げられるのが南アフリカ連邦の政治家にして思想家のＪ・Ｃ・スマッツによって、一九二七年に著わされた『ホーリズムと進化』（石川光男他訳玉川大学出版部）です。

驚くべきことに八十年前にして、すでに、全体が部分の総和以上の存在であることに言及しています。なんと〝場〟の問題にも立ち入っているのですから、その先見性には舌を巻いてしまいます。

アメリカにホリスティック医学協会が発足したのが一九七八年、遅れること九年、一九八七年に日本ホリスティック医学協会が設立されました。アメリカの事情についてはまったくわかりませんが、日本の場合は、東京医科大学の若手の医師たちが、少し前に設立した「ホリスティック医学研究会」がその母体となりました。

その若き医師たちに誘われて協会設立に参画したわけですが、私自身、そのときはまだ明確なヴィジョンがあったわけではなく、ただなんとなく新しい流れに乗るという感じでした。メンバーは五十人ほどでしたでしょうか。会長は藤波譲《ふじなみじょ》二《うじ》教授（東京医大、公衆衛生学）、ほかに上野圭一《うえのけいいち》さん、山下剛《やましたごう》さん、寺山心一《てらやましんいち》翁《ろう》さん、大塚晃志《こうし》郎《ろう》さん、菅原《すがわら》はるみさん、本宮輝薫《もとみやてるしげ》さん、福田晋作《しんさく》さん、降矢《ふるや》英成《えいせい》さん、山本忍さんなどが名をつらねていました。

そして、福田晋作さんなどといっしょに記念すべき、第一回のシンポジウムにシンポジストとして壇上に坐っているときに、そうか！　部分をしっかり見る西洋医学に部分と部分の繋がりを見る中国医学を合わせれば、これで人間まるごとなんだ！　中西医結合こそホリスティック医学なんだ！　と突然、確信したのです。

まあ、言ってみれば、私がおずおずと暗中模索の状態で始めた中西医結合によるがん治療をホリスティック医学なる思想があと押しをしてくれたということで、私にとっては援軍現わるといった感じでありがたく受け取っていました。

心の治療の大切さに気づく

一方、すでにその頃、心の問題が私のなかでくすぶり始めていました。どういうことかというと、中国医学というと、ご承知のように診断は弁証にあります。弁証とは証を弁ずるということで、患者さんの全身をつぶさに観察して、その全体としての歪みを掴むことでしょう。第一歩は望診《ぼうしん》といって顔を見ることです。

いつもいつも顔を見ていると、その奥にある心が読めてきます。いや、もちろんわずかですが、そうして、心の状態と病気の推移ということの間に浅からぬ関係があることがわかってきたのです。

外科医のときは患者さんの心に思いを遣るなんてことはまずありませんでした。手術のときは麻酔がかかっていますし、術後一週間ほどＩＣＵ（集中治療室）にいるときは、モニターの示す数字に首ったけです。無事に一般病棟に帰り、流動食がはじまり病棟内を歩き出すと、もう関心はなくなります。要するに心の通い合う暇がないのです。

　気功も大いに役立ちました。その頃にはまだ患者さんに気功を教えてくれる病院の職員は今ほど多くはありませんでした。当然、私の出番は多くなります。患者さんの皆さんは私の一挙手一投足に注目しますから、その真剣な表情がこちらから手に取るようにわかります。

　毎日毎日、同じ顔を見ていると、これまたその奥にある心の中が少しずつ読めてきます。はて？　この人は今日、どうしてこんな明るい顔をしているのだろうとか、反対に、はて？　昨日とは打って変わって暗いなあ、とかいう具合にです。

　そうして観察しているうちに、はなはだ単純ですが、明るく前向きな心が病状の改善に資《し》することと大なるものがあるということに気が付いたのです。ならば、患者さん一人ひとりに明るく前向きな心を維持するように仕向けることも大事な医療なのだと思うようになったのです。

　そこで心理療法のチームを発足させることにしました。リーダーは心療内科医で協会設立の中心的役割を果たした降矢英成さん。その脇を固めてくれたのが心理療法士の菅原はるみさんと本宮《もとみや》ひとみさん。さらにスーパーバイザーとして、がん患者さんとその家族のためにヒーリングプログラムを提供する、サイモントン療法を日本に初めて紹介した近藤裕《こんどうひろし》先生が参加してくれました。

ここで気づいたのでした。中西医結合だけでは決して人間まるごとを見ていることにならなかったのだ。心の治療が加わって初めて人間まるごと、ホリスティック医学なのだと。もちろん西洋医学のなかでも精神科の長い歴史があり、歴史は短くとも当時は台頭著しい心療内科がありましたが、ことがん治療に関しては両者ともまったく無縁な存在でした。

一方、中国はどうでしょう。とりあえず、現在のところは唯物史観の国です。心理学関係は最も弱いのではないでしょうか。一度、中国は内モンゴル自治区の外科医孟松林《もうしょうりん》さんを、これまた当時台頭著しい精神神経免疫学会の研究会に連れていったところ、こんな世界は中国の医学界ではとても考えられないと言って目を丸くしていたのを見てもわかります。

だから中西医結合だけでは決してホリスティックではなかったのです。新たに心の治療を加えて、初めてホリスティックなのです。よし！　これでホリスティック医学を掴んだぞ！　といささか興奮したものです。

人間まるごとの医学へ

そうはいっても、今から思えばとてもホリスティックなんてものではありませんでした。言うなれば治療法の寄せ集めです。統合医学にすら手が届いていません。しかし、だからといって汗顔の至りというのではありません。ホリスティック医学へ突き進む長い道程のなかで、一度は通らなければならなかった必然だったような気がしています。

何しろ西洋医学以外はまったくの駆け出しでした。漢方薬は、北京に新設された中日友好医院の副院長として転出した李岩先生が、一ヶ月間くらいの滞在を五、六回はしてくれたでしょうか。土、日を除く毎晩、漢方薬の特訓です。もちろん私だけでなく副院長、総師長、薬剤師二人、鍼灸師が熱心に聴講です。

今から思うと実にいい講義でした。味のある講義とでも言うのだろうか。だから毎晩毎晩続いたのでしょう。しかしいい講義だと感心していたって、すぐに身に付くわけではない。誰も彼も初心者中の初心者だったのです。

漢方薬がこんなだったのですから、ほかの治療法も推して知るべしで、まさに一つひとつの習得に頭がいっぱいで、これはこれで楽しいことでしたが、すべてをまとめてホリスティック医学としてのシステムをつくり上げようなんて才覚はまったく持ち合わせませんでした。まだその機が熟してないということだったのでしょう。

一方では清水博《しみずひろし》先生（東大名誉教授。NPO場のアカデミー主宰）という先達を得て、ホリスティック医学は場の医学であるという考えに至り、現存の医学で最もホリスティックな医学はホメオパシーであり、ホリスティック医学を目指す者としてホメオパシーを避けては通れないという思いから、これを学んで早十年。

さらには一九九〇年代初頭にはじまった代替療法の台頭から統合医学へと向かう世界の潮流に否も応もなく足元を洗われて、これまた早十年。こうした激動のなかで少しずつホリスティック医学の輪郭が見えて来たというのが正直なところなのでしょうか。

ホリスティック医学とはからだ（BODY、身体）、こころ（MIND、心）、いのち（SPIRIT、生命）の三つが一体となった人間まるごとをそっくりそのままとらえる医学であると考えています。

ところで生命《いのち》とはなんでしょうか。それは内なる生命場のエネルギーであると考えています。いきなり生命場といってもわかりにくいと思いますので、このあたりを少し説明させてもらいます。

エネルギー医学の登場

ある限られた空間に電気とか磁気とかいうような物理量が連続して分布するとき、物理学では、これを〝場〟と呼んでいます。電気と磁気が分布しているから〝電磁場〟です。私たちの体内にも電磁場は存在していますが、それだけでなく、ほかの物理量も分布して、それに対応する場を形成していることは容易に想像されます。

たとえば〝気〟はどうでしょう。中国医学でいう生命の根源物質である気が体内に分布して〝気場〟を形成し、生命を生命たらしめていることは十分に予想できることです。しかし、気の存在はまだ科学的に証明されたわけではありませんから〝気場〟と呼ぶには時期尚早です。それに気以外にも生命に直結する物理量が存在する可能性もあります。だからこれらをひとまとめにして〝生命場〟と呼ぶことにしているのです。

生命場のエネルギーが生命《いのち》（ソウル。ＳＯＵＬ）です。なんらかの理由で、このエネルギーが低下したとき、これを回復すべく生命場に本来的に備わった能力を〝自然治癒力〟と呼び、他からのはたらきかけでこれを回復することを〝癒し〟、自らの意志で回復を、さらには向上をはかることを〝養生〟と呼んでいるのではないでしょうか。

次に心とはなんでしょうか。

心とは刻々と変化する内なる生命場の状況――波動と言ってもよい――が脳細胞を通して外部に表現されたものではないかと今のところは考えています。

以前、現代のクラシカル・ホメオパシー界の第一人者ジョージ・ヴィソルカスさんをエーゲ海に浮かぶ小島アロニソス島に訪ねたとき、心の健康とは、

〝Freedom from Passion――情念からの解放である〟

と言いました。つまり多くの思いが錯綜するときは人は健康ではないのだというのです。たしかに、そのようなときは内なる生命場の波が高いわけですから健康とは言えないわけなのでしょう。

いずれにしても心の本体も生命場ということになり、身体、心、生命と三つに分けていた人間を、身体と生命場の二つに分けることも可能になります。二十世紀は身体の世紀、二十一世紀はエネルギー場の世紀といわれるのもむべなるかなということになります。

たしかに二十世紀、西洋医学は大いに発展し、身体を対象に一大体系医学を築きました。人類の幸福に対する貢献には計り知れないものがあります。しかし、その割にはがんやエイズをはじめ治りにくい病気が山積していますね。なぜなのでしょう。山積している治りにくい病気というのは身体だけの病ではなく、心や生命にも深くかかわる病なのです。だから、いくらすぐれた西洋医学をもってしても心や生命の部分が治ってくれないのではないでしょうか。

そこで、これからはエネルギー場にはたらきかけるエネルギー医学をもって当たらなければならないというわけです。エネルギー医学の登場です。

国際ホメオパシー医学会

二〇〇八年五月、第六十三回国際ホメオパシー医学会がベルギーのオステンドという港町で開かれました。日本ホメオパシー医学会の設立が二〇〇〇年一月。そのあと国際ホメオパシー医学会の年一回の大会にはできるだけ出席するように心がけています。

それは国際人としての自覚を持つことと、二〇一二年の大会を奈良でおこなうことになりましたので、そのための顔つなぎという意味もあります。

今年も大会の前日に開かれた加盟六十ヶ国余の代表が集まる理事会に出席しました。オーストリアのグラーツ、ドイツのベルリン、スイスのルツェルン、そして今年のベルギーはオステンドと四回出席したことになります。

知り合いも次第に増えてきました。なかでもいちばん仲のよいのが私たちが入会したときの会長でスペイン出身のカルロスさんです。一九〇センチはあろうかという長身に端正な顔が乗っています。雰囲気はどうしても貴族です。スペインに貴族制度があるかどうか訊いてみたこともありませんが、私はカルロスさんはスペイン貴族に違いないと決めています。

毎朝、自宅の裏山で気功とバグパイプの演奏に余念がないといいます。気功には殊のほか熱心の様子で、練功の士としての私に特別な関心を抱いているようで、今回も理事会の昼食の際、私の左隣りに坐りました。

どうも私と話がしたかったらしく、席につくやいなや、

「あなたは二年前のスイスのルツェルンで私に言いましたよねえ。これからはエネルギー医学の時代。しかも、その時代を牽引していく車の両輪が気功とホメオパシーだと。……今でもその考えに変わりはないですか？」

「もちろんですよ」

そんなことをルツェルンで言ったかどうかははっきりしませんが、今でもその考えに変わりがないのはたしかなことです。

しばらく気功談義に花を咲かせたあと、

「来年のポーランド大会はワルシャワですけど……、ここで、あなた、気功とホ

メオパシーというテーマで喋ってくれませんか」

「えっ！　……」としばし無言。

それというのも、語学はからきしの私が海外で、しかも日本語以外の言葉で発表するなんて考えてもみなかったからでした。日本ホメオパシー医学会もすでに四百人の会員を擁《よう》しています。優秀で、しかも語学の達者《たっしゃ》な人材はいくらでもいます。私がしゃしゃり出ることはないのです。

カルロスさんはあきらめません。しつこくすすめてきます。そこで私も思いを巡らせてみました。気功とホメオパシーについて喋れるのは世界広しといえどもカルロスさんと私だけかもしれない。しかも、エネルギー医学時代の幕が開いたばかりのこの時期に、東西の懸け橋ともいうべき古都ワルシャワで気功とホメオパシーについて世に問うのも、これもなんらかの宿命かなとも思ったのです。そこで、

「わかりました。やってみましょう」

カルロスさんはにっこり笑って安心したようです。

ここで落語家の立川談志さんが蘇ってきました。実は宿で、談志さんのお弟子

さんの立川談春さんの著わした『赤めだか』（扶桑社）を読んでいる最中だったのです。この本のなかで師匠の談志さんが精進を怠るお弟子さんを嘆いて、そりゃあ、精進もせずにつつがなく生きる人を間違いだとは誰も言うことはできないが、それでも芸人である以上、常に前へ前へ何かを掴もうとしていく生き方が大事なのではないかねえ、と言っているのです。

その通りですねえ、気功とホメオパシーというテーマが、さあ！　掴んでください、とばかりに私の目の前に現われたのです。鬱勃《うつぼつ》と私のなかにやる気が湧いてきました。やはりエネルギー場の時代なのです。

〝場〟の本質

最後に身体はどう考えればいいでしょうか。身体は目に見、手に取ることができます。目に見ることも手に取ることもできないエネルギー場（生命場）とはまったく異質なものに見えます。とはいっても、人間の三要素の一つです。まったく異質ということはないでしょう。

そこで、まず身体も場の一つの形態と考えたらどうでしょう。私という生命場がこの地球にやってきて、ここでの生活を可能にするためにエネルギー場の一部を割いて身体という目に見える存在をつくったのではないでしょうか。

そして地球上の生活が終わると身体は滅んで場に帰って行くと考えれば、身体、心、生命三者とも、その本質は〝場〟ということになります。人間とは場であると言うこともできるわけです。

そして、人間という場は環境という場の中の存在でもあります。人間は家庭、学校、職場、地域社会、自然環境、国家、地球、宇宙、そして虚空などの場の中に重複して存在しています。これらの場はある意味では宿命的な場と言えるでしょう。嫌だからといって、そう簡単には逃げ出すわけにはいかないからです。

宿命的でない一時的な場となると、これまたたくさんあります。広場、市場、酒場、さらには修羅場、正念場など多士済々です。しかも私たちは常にいずれかの場に身を置いています。一つの場を去るときは新しい場を迎えるときです。

このことを場の世界的権威である清水博先生は〝場は未来からやってくる〟と言いました。初めて耳にしたときは、なんと凄い言葉だろうと舌を巻きました。

いや、清水博先生の凄みと言ったほうがよいかもしれません。

そうなのです。未来から次々と襲いかかる場を人は迎え撃ち、一瞬の判断で、これに身を任せたり、あるいは体を躱《かわ》して、うまく回避したりして生きているのではないでしょうか。

決断といっても、先のことは誰も読めません。熟慮《じゆくりよ》できる場合であっても、正しい結論が導き出せるとは限りません。ここはどうしても予《よ》感《かん》と直観《ちよつかん》です。予感と直観で迎え撃つのです。

予感と直観

予感と直観こそ、虚空の大いなるいのちと内なる生命《いのち》を繋げるものであり、あるいは無意識の世界と意識する世界を結びつけるものではないかと考えています。
因《ちな》みに『広辞苑』（第五版）によると、
予感：事をあらかじめ暗示的に感ずること。虫のしらせ。

直観：一般に、判断・推理などの思惟作用の結果ではなく、精神が対象を直接
　　に知的に把握する作用。

直観は哲学用語ですから少しむずかしくなりますね。それでも私の場合はベルクソンの〝哲学的直観〟ですから、むずかしくても、こちらを使っていますが、

直感：説明や証明を経ないで、物事の真相を心でただちに感じ知ること。すぐ
　　さまの感じ。

という説明もあります。

定義は定義として尊重しながらも、予感はどちらかというと時間的広がり、直観はどちらかというと空間的広がりということになるのではないでしょうか。そして予感は虚空のいのちの海に生まれ、直観は内なる生命《いのち》の海に生まれるというように出自を異にしながら、互いに手を結ぶことによって虚空と内なる生命場を結びつけているのではないでしょうか。

予感と直観と合わせて初めて私たちは時空を超えて虚空と一体となることができるのでしょう。ここでまた、「虚空《こくう》に先《さき》だって死せず、虚空に後《おく》れて生ぜざる底の」という白隠さんの世界を私たちは手にすることになるのです。

そして最後にやってくるのが〝死後の世界〟です。これは必ずやってきます。有るとか無いとか、信ずるとか信じないとかの問題ではありません。場が未来からやってくる以上、この世の最後に必ずやってきて、これに身を任せさえすれば、私たちを温かく迎えてくれるのです。新しい世界が開かれるのです。私たちは機を失することなく、最後にやって来た死後の世界をしっかりと掴まなくてはなりません。

写真家にして作家の藤原新也さんも、名著『メメント・モリ』（情報センター出版局）のなかで言っています。

「死はなしくずしにヒトに訪れるのではなく、死が訪れたその最期のときの何時かの瞬間をヒトは決断し選び取るのです」

だから日頃から決断力を養って置きなさい、と言います。白隠さん流に言うならば、最期にやってくる死後の世界を迎え撃つための正念工夫《しょうねんくふう》を怠ってはならないということになります。死後の世界が有るの無いのなどと言ってる暇はないのです。

多くの先達たちがこの正念工夫を見事に果たしています。

「肉体が死ぬと魂はどこへ行くのか」との問いにヤーコブ・ベーメはこう答えた。

「どこへも行く必要はない」

（『永遠の哲学』Ａ・ハクスレー、中村保男訳、平河出版社）

ヤーコブ・ベーメ（一五七五―一六二四）はドイツの哲学者。魂すなわち生命《いのち》は初めからずっとそこに在り続けると言います。

タターガタ（仏陀の名称の一つ）という語は、どこへも行かず、どこから来たのでもない人を指す。それゆえ、仏陀は神聖にして十二分に啓発された（正覚を得た）タターガタ（如来）と呼ばれるのである。『金剛般若経』

（『永遠の哲学』前出）

これも生命は生死を超えて在り続けるということで、真理は洋の東西を問わないということなのでしょう。
大好きな夏目漱石は言います。

意識が生のすべてであると考えるが、同じ意識が私の全部とは思わない。死んでも自分はある。

『漱石書簡集』（岩波文庫）

これまた大好きな哲学者の池田晶子さんも言います。

池田は死んでも、私は死なない。

『人生のほんとう』（トランスビュー）

漱石も池田晶子さんも生命の永遠性を早くから見抜いていたのでしょう。
漱石は四十九歳、池田さんは四十六歳。世間的には短命ですが、成し遂げた仕事の量から見れば、決して短命とは言えず、死が訪れた最期のときの何時かの瞬間を的確に掴んだと言ってもいいのではないでしょうか。お二人とも正念工夫を果たし続けた達人ということなのでしょう。

生きながらにして金剛不壊の大仙身を成就せよと説く白隠さんも結局は同じことを言っているのでしょう。このことは『遠羅手釜』のなかでも触れていますので「巻の中　遠方の病僧に贈りし書」のなかから次に抜粋意訳して、本章のまとめといたします。

ホリスティック医学の達人・白隠禅師

いかなる重病であれ、病のことは世間の者の世話するに任せて、ご自身はしっかりと正念工夫すること、この心がけが何よりも大切です。病中の苦しみのなかでやり抜いた修行は、この先どんな逆境にあったとて、決して退くことがないということです。ですから、今こそ大切な時期だと覚悟して、決して油断してはなりません。

少しばかりの病なのに、妄想が手伝って、大変大きなものにしてしまったのです。ですから病に害されたのではなく、妄念に食い殺されてしまったと言うべきでしょう。

先に述べたギリシャのジョージ・ヴィソルカス教授の〝心の健康とは情念からの解放である〟を思い出させてくれるではありませんか。

およそ修行を進める上においては、病中ほどよいものはありません。〜（略）〜死生は天運に委ね、衣食のことは看病人に任せて、ひたすら病んだ犬や猫がそうするように、静かに何のはからいもなく、ただただ正念工夫を忘れずにいればよいだけです。

正念相続を第一として、生もまた夢幻、死もまた夢幻、天国、地獄、穢土《えど》、浄土もすっかり打ち捨てて、いかなる思念思慮も起こらない先に向かって正念工夫の相続を怠らないならば、いつしか生死の境を越え、迷悟の別をも乗り越えて、不滅不壊の大仙身を掴み取ることができるでありましょう。

さすがは白隠さん。遠方に病む、おそらく白隠門下の僧侶の身を案じながら、養生の極致について諄諄《じゅんじゅん》と説いているのです。

〝死生は天運に委ね〟とは生命の、あるいは気の養生の極致、〝衣食のことは看病人に任せ〟とは食の養生の極致、そして金剛不壊の大仙身に向かって〝正念工夫の相続を怠らない〟とは、心の養生の極致ではないでしょうか。

気の養生、命の養生、心の養生、すべての養生の極致を説く白隠さんこそ、養生の達人にしてホリスティック医学の達人です。なぜかというと、医療と養生の統合にはじまって、生と死の統合に終わるのがホリスティック医学だからです。

病であろうとなかろうと、常に大事なのは正念工夫。ホリスティック医学とは、これまでの医学の範疇を超えた生き方の問題なのです。

生もまた夢幻、死もまた夢幻、あるのは、ただ時空を超えて広がる予感と直観の世界のみということになるのでしょうか。

第七章

私の医療気功二十五年の歩み

三学修養会

前述したように、調和道丹田呼吸法、楊名時太極拳、八光流柔術の三本柱で出発した、わが気功道場でしたが、最初は、こちらが期待しているがんの患者さんはまったく現われませんでした。

調和道丹田呼吸法と八段錦《はちだんにしき》を、とりあえずのメニューとして患者さんを待ち受けていましたが、がん患者さんは一人としてやってきません。当時はまだ、あなたはがんですよという病名告知がまったくなされていなかったのですから。だから再発を防ぐために気功をやりましょうとは言えないわけで、無理もないといえば、それまでなのですが、それにしてもさびしい限りでした。

そこで、まずは道場に賑わいをもたらすために「三学修養会《さんがくしゅうようかい》」なる健康法の会を発足させたのです。命名の由来は安岡正篤《やすおかまさひろ》氏が、江戸時代の儒者佐藤一斎《じゅしゃさとういっさい》の『言志四録《げんししろく》』のなかの文章に題した「三学」でした。

若くして学べば壮《そう》にして為すあり。

壮にして学べば老いて衰えず。

老いて学べば死して朽ちず。


これを名づけて三学です。

会員は調和道丹田呼吸法、八段錦、楊名時太極拳、八光流柔術を学ぶわけですが、人気の的はなんといっても楊名時太極拳でした。指導は私の家内の稚子《わかこ》。彼女自身、まだ奥伝で、指導者としてのお許しをいただいていないのですが、病院の中という特殊な場に鑑《かんが》みて、楊名時先生から特別のお許しをいただいたわけです。

三学修養会は最初から賑わいました。ほとんどが私の知人、あるいはそのまた知人、しかも、そのほとんどが女性でした。楊名時太極拳の、あの優雅さが、そもそも女性向きだったのでしょう。

太極拳を健康法としてとらえている人、あるいはなんらかの慢性疾患をかかえている人、そして、その中間にある、いわゆる未病、病気とはいえないが、なんとなく身体の不調を感じている人などが入りまじっての三学修養会でした。

そうしたなかで、急性骨髄性白血病《きゅうせいこつずいせいはっけつびょう》の青年が自らの病を克服するために太極拳に励んでいる姿が、今でも目に焼き付いています。

二十歳代の後半、たしか学校の先生だったように記憶していますが、いつも奥さんがいっしょでした。ときどきご本人に内緒《ないしょ》で父親が私を訪ねてきて、彼の病状についての情報交換をしていました。その父親の言によると、ご本人には本当の病名を明かしていないとのことでしたが、練功のときの若い二人の熱心な目指《まなざ》しを見ると、二人の間では間違いなく病の重大さを認識、共有していたように思えます。

熱心といえば七十歳台の横紋筋肉腫《おうもんきんにくしゅ》の女性もそうでした。いつもグリーンのポロシャツ姿でした。専門病院で抗がん剤治療を受け、その間を縫って、私の病院に入院し、漢方薬を服用したり練功に励んでいました。この人の表情も真剣そのもの、ときどき訪ねてくる息子さんのすすめもあったのかもしれませんが、やはり自分の病状については十分に認識していたのではないでしょうか。せつない気持ちがひしひしと伝わってくるようでした。

気功道場一期生との再会

あるとき、隣町のお母さんが小学四年の坊やを連れてやってきました。この坊やがときどき気管支喘息《きかんしぜんそく》の大発作を起こして、救急車で病院に運ばれるのを気功でなんとかならないかというのです。

気管支喘息については私はまったくの門外漢ですから、気功で気管支喘息が治るかどうか、なんとも言えないのですが、気功は自然治癒力を高める方法ですから、相手がどんな病気でも、がんであろうと気管支喘息であろうと変わりはないだろうということを話して引き受けることにしました。

正直なところ、閑古鳥が鳴いていた気功道場のことを思えば二つ返事で、大歓迎という気持ちでした。たしか火曜日の夕方六時から、功法は調和道の丹田呼吸法。N少年はにこにこしながら自転車でやってきました。にこにこしているのはいいのですが、長くは続かないだろうと思いました。気功とはなんなのか、その真意を理解するのは子供さんでは無理というもので、理解がなければ、そのうち飽きてしまうのは必定です。

始めて一ヶ月くらいした頃、彼は、小学二年生の隣家の少年を連れてきました。これも気管支喘息なんだよ、とにこにこしています。こちらはI少年。二人とも自転車に乗ってやってきます。二人とも熱心で、雨の日はカッパを着てやってきます。どちらの自転車にも不釣合いな大きなライトが付いています。暗い夜道を走るので、どちらかの親御さんが工夫してくれたのではないでしょうか。

雨だけでなく風の日もやってきます。予想に反して止めそうな気配はまったくありません。それどころか、滅多なことでは休みません。

最初のうちは、日中の診療に疲れると彼らのことを忘れてしまって、ビールにしようかと食堂に向かい「あっそうだ、彼らが来るんだ」と初めて気が付くということもありました。

ならば、さぞかし熱心に練功しているかというと、そうでもないのです。道場の真ん中に坐位で向き合っての練功ですが、途中、閉眼しておこなうところがあります。いやに静かだなあと思って薄目になって彼らを見やると、一人は練功を止めて、鼻くそをほじっている。もう一人は畳をいじっているということも珍しくはありません。それならときには休んでくれればいいのに、その日は早くからビールが飲めるのにと、うらめしく思ったこともありました。

三年ほどして、N少年が東京の中学を受験するのを機に、気功を卒業しました。そのあとI少年が二年ほど一人でせっせとやってきましたが、これも家の転居を機に卒業しました。二人合わせて四年間のお付き合いということになります。

気管支喘息に対する効果のほどはというと、当時はまったく念頭になく、効果とは別に呼吸法三昧といった風情でしたが、あとになって訊いてみると、やはりそれなりの効果はあったようです。

二人が止める頃には、気功道場も少しではありますが人が集まるようになり、彼らを思い出すことも少しずつなくなってきました。

それから幾星霜《いくせいそう》、五月のある土曜日、駿台《すんだい》予備学校に出かけていきました。もう十五、六年前から、年に一度、駿台予備学校市ヶ谷校舎で講演をするのが恒例になっているのです。対象は医歯系のクラス。テーマはホリスティック医学を縦糸に、医療のあり方、求められる医療者像を横糸ということになりましょうか。

言うまでもなく、この講演は大学受験とは関係なく、受験者たちの頭休めのためにおこなうものと、かつては思っていました。ところがそうでもないらしいのです。大学受験の科目のなかに小論文というのがあるそうです。私の大学受験の頃はありませんでしたから、その実際はわかりませんが、とにかく、この小論文の試験に、私の講演が役に立つらしいのです。

いずれにしても、この講演は超満員、二百人くらい入る教室は立錐《りっすい》の余地もありません。隣の教室にも廊下にも受験生が溢れています。しかも、どの顔も真剣そのもの、眼はきらきらと輝いています。だから、この講演が大好きなのです。

講師室に入ると、教務課長さんがやってきて、開口一番、今日の学生さんたちのなかに、昔、少年の頃、先生に呼吸法を習ったという学生がいるといいます。

えっ！　と絶句。なつかしさが込み上げてきました。はて？　N少年だろうかI少年だろうか。

教室に入ると、いつものように超満員、一人ひとりの顔を識別《しきべつ》するのには時間がかかります。十分ほどして、正面のちょうどいい席に坐って、にこにこしながら、私を見つめている学生さんをはっきりととらえることができました。間違いなくN君です。

講演が済んで廊下でN君と立ち話。先生に呼吸法を習ったのがきっかけで医者になろうと思いましたといいます。来春の再会を約して別れました。

しかし、来春、彼はやってきませんでした。失敗したのでしょう。その翌春もやってきません。そのあと、いろいろ紆余曲折《うよきょくせつ》があったようですが、忘れもしない二〇〇六年の三月、私が外来診療を終えてロビーに出て来ると、N青年がにこにこしながら待っているではありませんか。

「おお！　どうした？」

「先生、これを見てください」

と一枚の紙を差し出します。

目を遣ると、なんと合格通知です。

琉球《りゅうきゅう》大学医学部に入学を許可するとあるではないですか。うれしさが全身を突き抜け、思わず、こいつぁ、春から縁起がいいと言ってしまったのです。

それから数日後の祝宴の席、苦節何年だと問うと、苦節十一年ですと笑っています。これは挫折《ざせつ》も挫折、大挫折です。

彼はいい医者になるなあ、と確信しました。挫折を経た人のほうがいい医師になるというのが私の持論だからです。それだけではありません。気管支喘息という闘病経験があります。さらには呼吸法から医学の道をこころざしたところがいいのです。N青年の前途には洋々たるものがあります。

N少年とI少年は、いわば、わが気功道場の第一期生です。I少年の消息もわかりました。いずれ会う機会が訪れるでしょう。楽しみなことです。

本場中国から迎えた人々

楊名時太極拳、八光流柔術、調和道丹田呼吸法という、いわば和製の気功を三本柱に出発したわが気功道場でしたが、中国の本場の気功も少しずつですが加わるようになってきました。

まずは黄健理《こうけんり》さんの三線放松功《さんせんほうしょうこう》でしょう。黄健理さんは上海の曙光《しょこう》医院に所属する中医師。日本気功協会の山本政則理事長の紹介でやってきました。おそらく日本気功協会が招聘《しょうへい》したものの三線放松功があまりにも地味過ぎて、これでは人を呼べないと判断して、私のほうへ回してきたのではないでしょうか。

何が地味かって、三線放松功はまったく身体を動かしません。坐位あるいは臥《が》位《い》で、身体の前・後・横に縦に走る線を想定して、これを上から下に向かって弛《ゆる》めていき、最後に臍下《さいか》丹田《たんでん》に意念を集中して終わるという、イメージが主体の典型的な静功です。

たとえば、

頭の横、ソーン、頸の横、ソーン、両肩、ソーンというように身体の一部に意識を集め、そこを弛めていくのです。ソンとは松（鬆）、弛めるという意味です。

因みに気功には静功と動功があり、静功とは身体の動きが小さいあるいは少ない功法、動功とは動きが大きいか多い功法です。身体をまったく動かさない三線放松功は静功の代表ともいうべき存在で、ベッドの上でも、点滴を受けながらもできるという利点があり、病院で比較的重症の患者さんがおこなうのに適した功法です。

功法が地味なら、それを伝える黄健理さんも地味な人。気功師にありがちな目立ちたがったり大言壮語をするといったふうはなく、いつもにこにこしながら、決して上手にならない日本語を操《あやつ》っています。

練功中の解説も十年一日のごとく、いつも口上が決まっていて、時折、まぜる冗談まで同じなので冗談にもなりません。世の中よくしたもので、そこが大好きという人もいて、アジア文化会館では人気を博していたようです。

黄健理さんと前後してやって来たのが北京の楊秀峰《ようしゅうほう》さん。川越在住の彼女の保証人の方からの紹介で、川越駅の近くの喫茶店で会った日のことを妙によく憶えています。

彼女はもともと看護師さん。できることなら私の病院で看護師としてのアルバイトをしたかったようですが、日本の国家資格がないので、それは無理ということを説明したところ、気功も少しはできるといいます。

この気功が少しどころではない。半端《はんぱ》じゃないのです。あとで知ったのですが、彼女の祖母は清朝の末期、宮廷で気功を教えていたそうですから、只者ではありません。その祖母に二歳の頃から気功を教えられたというのですから、彼女も只者ではないのです。

それが証拠に、彼女の功法のレパートリーは数知れず、いずれをとっても様になっているから、たいしたものです。

彼女には病院の看護師さんだけの気功教室を担当してもらうことにしました。かねてから、私は病院で気功の実を上げるには、患者さんと接触する時間のいちばん長い看護師が気功を身につけなければならないと考えていたからです。

看護師さんたちは勤務時間の関係で、私たちが患者さんを対象におこなっている、日中の気功教室には出席できません。出席できたとしても、毎回というわけにはいかず、自づと足が遠のいていきます。そこで、どうしても看護師さんだけを対象とした教室が欲しいと思っていたのです。

これは当たりました。出席する看護師さんの人数はそれほどではありませんでしたが、婦長、主任クラスからの参加者が多かったのは幸いでした。大体がY総婦長が太極拳の経験もあり、率先して気功に取り組んでくれたのもよかったと思います。

気功を通じて、患者さんと看護師さんのコミュニケーションが円滑になります。これだけでも十分なのですが、看護師さんたちが気功を通じて〝気〟に目覚めてくれることもありがたいことなのです。

まず、患者さんの身体に手を触れるときは必ず手のひらから気を出すような気持ちになります。さらに、点滴のボトルを交換するときにも、これは効くぞとばかりに気を込めておこないます。

こうしたことは、本当は医療の基本中の基本なのに、西洋医学の教育を受けただけの人はまったく関知しないのですから困ったものです。

三番目は汪希文《おうきぶん》さんでしょうか。上海市気功研究所に所属する女医さんです。上海市気功研究所の重鎮、林雅谷《りんがこく》さんの紹介でやってきました。病院に三週間滞在して〝智能功《ちのうこう》〟を道場のメニューにしっかりと加えてくれました。

智能功の総師は有名な龐明《ほうめい》さんです。一度、北戴河《ほくたいが》の気功康復《こうふく》医院でお会いしたことがありますが、どこか周恩来《しゅうおんらい》さんを思わせるところのある偉丈夫です。龐明さんの基地は北戴河の近くの泰皇島《しんのうとう》市です。上海からは相当な距離です。汪希文さんはその相当な距離を上海から泰皇島まで足を運んで智能功を習ったのでしょう。

伊佐沼の森での「早朝練功」

教えるほうが熱心なら、習うほうも熱心でした。病院の職員や患者さんたちの多勢が参加しましたが、なかでもいちばん熱心だったのが肺がんの治療のために北海道からやってきていたNさんです。Nさんの存在がなかったら、智能功がわが気功道場のメニューとして定着したかどうかわからないくらいです。

Nさんは学校の先生。やるとなったら徹底的にやります。一つの例がビワ葉温灸です。目的とする経穴や患部にビワの葉の裏側を当て、和紙を一枚重ねた上から棒灸《ぼうきゅう》で施術するのです。少し圧を加えますので灸の効果のほかに指圧の効果もあり、さらには灸の熱によってビワの葉の表面から蒸発するアミグダリン（ビタミンB17）が皮膚から吸収されて抗腫瘍効果をもたらすといいます。

江戸時代にわが国に起こった方法ですが、かつては臨済宗の名僧山田無文《むもん》老師が静岡県の金地院《こんちいん》に逗留《とうりゅう》し、ビワ葉温灸によって病を克服したといわれています。

最近はビワの葉を用いる代わりにビワ葉のエキスを電熱で温める器械が普及したので、煙も匂いも出ないので、そのまま病室で使用できるからいいのですが、当時はまだ棒灸の時代です。病室ではちょっと無理ですので夕食が済むと古い畳敷きの気功道場に三三五五集ってきて、灸の火で畳を焦がしてはいけないという配慮から、皆さん持参の蓙《ござ》を敷いて、その上で思いおもいの施術。隣の人と談笑しながらの和気あいあいの施術風景が、あたかも病院の風物詩のごとく見られたものです。

ちょうど花見のときの場所取りのようなもので、皆さん早い者勝ちに自分の好きなところへ蓙を敷きます。ここでもNさんは学校の先生だけあってリーダー格です。

「かぜのような軽い病気は黙って治してくれるのに、がんのような治りにくい病気は自分の力で治せ！　と言うんだから、ひどいよねえ」

などといって周りの人々を笑わせています。よく父親に奥さんにまだ幼いご子息さんがお手伝いに来ていました。北海道からやってきて、病院の近くに借りたアパートに住んで、お手伝いにやって来るのでした。

ある日のこと、朝の練功が済むやいなや、Nさんが私に、今度の木曜日の早朝、皆といっしょに伊佐沼《いさぬま》の森に行って練功したいと思います。車はOさんをはじめ地元の先輩の患者さんたちが出してくれます。途中、コンビニに寄って、お弁当を買い、ピクニック気分でやってみたいと思います。

よろしいでしょうか。――まさか先生はいっしょに行きませんよね。

ときました。これがすっかり恒例となってしまった早朝練功の始まりです。

もう何年になりますか。四月から十一月までの八ヶ月間、月に一回、朝五時半に病院を出て、伊佐沼の森での練功です。現在では車は患者の会の人たちが提供、コンビニには寄らず、季節によってトウモロコシだのサツマイモなどを携えて出かけていきます。これらは病院の栄養課が用意してくれます。

いつもは、まず八段錦や簡化外丹功のあと楊名時太極拳。そのあと休憩となって東屋《あずまや》でお茶を飲み、トウモロコシを食べながら、しばし談笑。それから郭林新気功で森の中を歩いて終了です。

学校の先生だけあって、当然のごとく、司会役はいつもNさんでした。

皆さん、お早うございます。

まずは院長先生からひと言。

これにはいつも閉口したものです。

Nさんがいなくなってからは、患者の会の皆さんが世話役を務めてくれています。

「患者の会」に支えられ

ここで患者の会について少し紹介いたしましょう。これは私の病院で主として治療を受けた患者さんたちが自発的につくった会です。特別な名称を付けずに「患者の会」とか「患者会」とか呼んでいます。会長は、もう十年以上も前に胃がんの手術を受けたYさん。仕事もすでに定年で退職しています。

ほかにも世話人格の人が数名いますが、いずれも、がんの治療を受けてから十年以上経過、同じく定年退職をした人たちです。設立五周年のとき、会員総数二百何十人といっていましたので、あれから約二年、会員数はもう少し増えているのではないでしょうか。

毎週金曜日の午後、気功道場で例会ともいうべき集まりを持ち、毎日の練功にも必ず世話人格の誰かしらが出席しています。それだけに、いずれも気功に関してはベテランです。新しく入院してきて、道場で初めて気功に接し、戸惑い気味の患者さんを懇切丁寧に指導してくれます。

気功だけではありません。よろず相談、何でもありです。抗がん剤をやるべきかどうか迷っている人が意見を求めてくることもあれば、病室で死の不安に嘖《さいな》まれている人が、○○さんに来てもらいたいと指名してくることもあります。

春には桜《さくら》、五月には菖蒲《しょうぶ》、秋には彼岸花《ひがんばな》と、季節に応じて花見のお供もしてくれます。七夕まつりやクリスマス・パーティ、あるいは音楽会と、折々の企画にも余念がありません。ボランティアにして、これほどのことを、といつも感心しています。患者の会の存在がどれほど、わが病院の場のエネルギーを高めてくれているか、計り知れないものがあります。

道場に集う面々――スタッフに感謝

患者の会以外にも気功道場の場のエネルギーを高めてくれた人はたくさんいます。あまり多過ぎて、すべてを紹介することはできませんが、代表的な人たちを列挙してみましょう。順不同、思い付くままにです。敬称略。

まずは家内の帯津稚子《わかこ》。率いる三学修養会は楊名時太極拳をわが道場のメニューの代表としてしっかりと固定してくれました。さらに三学修養会が発展的に解消されて「楊名時太極拳二十一世紀養生塾」が生まれ、いまや全国的な広がりを見せていることを思うと、その功績は、いくら評価してもし切れるものではありません。

山田幸子《さちこ》。初代総師長。病院開設時にすでに楊名時太極拳の道に足を踏み入れていて、当時、気功道場の存在について理解していた唯一の職員だったかもしれません。その後も気功にはきわめて熱心で、いくつもの功法を身につけ、患者さんの指導に当たってくれました。現在も、川越の道場の二コマを担当しながら、池袋の三敬塾クリニック主催の気功教室でも中心的役割を果たしています。

鵜沼宏樹《うぬまひろき》。鍼灸師。北京中医学院（現・中医薬大学）にて鍼灸を学びながら、九年間にわたって気功の研鑽を積み、天安門事件をきっかけに帰国した気功が好きで好きでたまらない、気功の申し子のような人。

国家資格がなければ日本で仕事ができないので後藤学園で三年間学んで鍼灸師としての国家資格を得、気功も併せてできる病院ということで本院に就職。現在は鍼灸院を独立開業するも、池袋の三敬塾クリニックの気功教室を一コマ担当している。

笛木寿代《ふえきひさよ》。看護助手。楊名時太極拳、郭林新気功などさまざまな功法を身につけ、気功道場のメニューの多くに参加。その上に上海癌症クラブとの交流会の立役者。

渡辺幸子《ゆきこ》。笛木と楊名時太極拳の同期生。外来婦長を最後に病院を定年退職したのちも楊名時太極拳二十一世紀養生塾の世話役として残り、塾の運営には欠かせない存在。

大野聰克《としかつ》。患者会の世話人にして、本院の中国室室長。さらに自らもがん患者。楊名時太極拳と郭林新気功など何コマも担当しながら、患者さんたちのよろず相談を受け、信頼も厚い。

高橋京子。看護師。楊学峰看護師気功部会の世話役を何年も務め、さらに早朝練功の世話役でもある。

千葉芳美。レントゲン室の助手。長らく智能功を担当し、かたわら早朝練功の世話役を務めていたが、病を得て退職。復帰を期待。

対外活動

次に気功に関する対外活動に目を向けてみましょう。

私が気功道場のある病院を開いた頃はまだ国内では気功の団体というようなものは見当たりませんでした。中国の気功事情もまったくわかりません。訪中するのは、いつも漢方薬によるがん治療に関する学会に出席するためで、気功に関するものは皆無でした。

私自身も敢《あ》えて病院の外へは眼を向けようとはしませんでした。あくまでも気功は病院の道場のものであり患者さんのためのものだったのです。

そんな私を、病院の外の気功の世界と初めて接触させてくれたのは日本気功協会でした。理事長は山本政則《まさのり》さん。まったく面識はありません。その気功協会が賈金鼎《かきんてい》氏を呼んで東京で一回、大阪で一回、気功のセミナーを開いたのです。

このとき、初めて本場中国の気功を垣間見てみようという気持ちになったのです。東京の開催日は先約があったので大阪に出席しました。参加者はそれほど多くはありませんでしたが、のちに名を為す吉見猪之助《よしみいのすけ》さんが出席していました。世話役は仲里誠毅《なかさとせいき》さん。現在は日本気功科学研究所を主宰していますが、当時は日本気功協会に属していたのです。

賈金鼎さんは話の内容、品のいいもの腰から見て、やはり、本場の気功師は違うなと敬意を抱き、さらなる交流を楽しみにしていたが、その後、病を得て鬼籍《きせき》に入ってしまいました。その病が何であったか訊きそびれてしまいましたが、残念でなりません。

次が上海で開かれた第二回中外気功検討会。国際気功シンポジウムとでも訳すのでしょうか。日本気功協会の山本理事長に口説かれて出かけて行きました。病院の日常はきわめて忙しく、上海くんだりまで出かけている暇はないと初めは拒んだのですが、日本からの演題が少ないということで強引に口説かれてしまったのです。

会場は西郊賓館《せいこうひんかん》。森と庭園に囲まれた、昔は毛沢東も常宿にしていたといわれる由緒あるホテルです。日本からは、今でも敬愛してやまない湯浅泰雄《ゆあさやすお》先生を筆頭に、のちに日本気功界で名を成す、前出の吉見猪之助さん、中川雅仁《なかがわまさひと》さん、大須賀克巳《おおすがかつみ》さん、山内直美さんなど多士済々が揃っていたものです。

中国側からも当然、実力者が犇《ひし》めいていました。上海中医学院の陸徳銘《りくとくめい》院長、上海市気功研究所の林雅谷《りんがこく》さんなどですが、人気の的は、なんといっても林厚省《りんこうしょう》さんでした。彼の気功麻酔はすでに内外に鳴りひびいていましたので、一挙手一投足に自信が漲《みなぎ》っていたものです。

この会期中に一度、林厚省さんの気功麻酔のデモンストレーションがありました。患者さんは比較的若い女性で、手術は甲状腺腫瘍の剔出《てきしゅつ》手術でした。術部を消毒し布片がかけられ、二人の外科医が両サイドに立って執刀するばかりになってから、患者さんの頭側に立った林厚省さんが両手を剣指《けんし》にして、患者さんの額の印堂穴《いんどうけつ》に向けて気を発射する。それまでキョロキョロと周囲を見ていた患者さんが閉眼する。林厚省さんが執刀医に向かって、どうぞとばかりに合図《あいず》をする。前額部にさっとメスが入る。さっと血が吹き出す。患者さんは閉眼したままでびくっともしない。まったく痛みは感じないらしい。

手術は三十分くらいのものでしたが、初めて目の当たりにした気功麻酔は、それは見事なものでした。

もう一つの企画は内外の腕自慢による功法の表演会、これも楽しいものでした。姓名はまったく記憶から脱落してしまっていますが、ただ立っているだけで観る人に感動を与える名手が何人もいたものです。この名手たちをあとで掴まえて気功歴を問うと、異口同音に四十年と言います。気功は四十年という、私の持論はこのとき生まれたのです。

もう一人忘れられない人が『中国気功学』という著書で有名な馬済人《まさいじん》さんです。黄健理さんが前以《まえもつ》て意を通じていてくれたらしく、上海気功研究所のなかの、彼が執務をしている部屋に案内されたものでした。

いかにも書斎といったふうの部屋で、窓の外の明るい緑とは対照的にうす暗い。高い天井には古めかしい扇風機が廻っています。机の上にはわずかな書物が整頓されていて、筆立てには大小の筆が何本もあり、馬済人さんが毛筆をよくするのが想像できたものです。

顔も身体もほっそりした馬済人さんはやさしい笑顔で私を迎えてくれました。このとき、どんな話の遣り取りがあったのかまるで憶えていません。

何年かあとに、月餅の箱を下げた人々が街に溢れている十五夜の宵《よい》、黄健理さんのご家族と馬済人さんと私とで街のレストランで食事をともにしたことがあります。このときも何を話したのかまったく憶えていません。蘇ってくるのは十五夜の街のさんざめきだけです。そして、あのやさしい馬済人さんの笑顔です。

気功に関する知識なら当代随一、それでいて、ご本人はまったく練功をしないという不思議な人でしたが、ある種の魅力のある人でした。もっともっと親交を深めたかったのですが、比較的若い年齢でこの世を去ってしまいました。ほんのわずかなお付き合いでしたが、いつまでも忘れ難い人の一人です。

上海癌クラブとの交流

上海といえば上海癌症クラブの人たちです。これまた日本気功協会の理事長の山本さんの肝入りで、上海癌症クラブと私の病院の患者さんたちとの交流会が始まったのはいつのことでしたか。

上海癌症クラブはがんの患者さんだけで組織するクラブです。歴史は十四、五年といったところでしょうか。二〇〇七年の時点で、およそ一万人の会員を擁《よう》しています。会長は袁正平《えんしょうへい》さん。彼を補佐する李《り》守栄《しゅえい》さん、周佩《しゅうはい》さん、卢慧娟《ろえけん》さんなど幹部の面々は昔からずっと同じです。

がん患者さんであって、ごくわずかの年会費を収めれば誰でも入会できますが、最近ではクラブ附属のがん学校で三週間ほどの教育を受けたあと入会する人が多いようです。

その三週間で、心の持ち様や食事や漢方薬について教育を受けるのですが、なんといっても、中心は気功、それも郭林新気功《かくりんしんきこう》です。郭林新気功はかつて自らががんにかかった女流画家の郭林さんが編み出した気功です。中国のがん患者さんの間でいちばん広くおこなわれている功法です。

がんクラブの会員は、毎朝、区域ごとに定められた公園や広場に集まって、まずは郭林新気功の練功です。そのあと持参したお弁当を開いて情報交換です。時には専門家を招いての勉強会やダンスパーティーにピクニックと楽しい集まりもあります。

そのほかにもいろいろな催しものがあります。たとえば誕生日のお祝いです。がんの治療を受けてから無事に三年経過すると三歳の誕生日です。多くの仲間がバースデーケーキを囲んで祝福してくれます。

気功は功法を選ばない、つまり郭林新気功でなくてもよいのですが、公園や広場ではもっぱら郭林新気功です。一列に並んで歩を進めるというところが連帯感を築いてくれているのではないでしょうか。

がん患者さんというものは多かれ少なかれ孤立感に苛《さいな》まれるものです。そして、この孤立感こそ免疫のはたらきを弱める最大の要因です。病の克服という共通の目標に向かって切磋琢磨することによって孤立感を克服し、免疫力を高めていくとこそ上海癌症クラブの目的でありますし、その中心が郭林新気功なのです。

前にも述べましたように、私の病院の患者さんたちと上海癌症クラブとの交流会はいつも五月の連休を利用しておこなわれました。患者さんと、その家族と病院の職員、合わせて二十数人のパーティです。対する上海側は三、四百人という大部隊です。まずは一日、上海市内の大きな会場で互いの体験発表でエールの交換をしたあと、双方が思い思いの余興を出し合って歌って踊ってのお楽しみ会です。

翌日、名所旧跡に移動しての練功です。癌症クラブの誰彼が同行して、本場の郭林新気功を教えてくれます。実際、上海癌症クラブの幹部の人たちの実力は大変なものです。まさに継続は力なりです。

もちろん名所旧跡はその年によって変わります。蘇州《そしゅう》、杭州《こうしゅう》、無錫《むしゃく》、揚州《ようしゅう》、煙台《えんたい》など思い出は尽きません。特に杭州の西湖畔には何回か足を運んでいます。

杭州はかつて詩人で、気功好きの蘇東坡《そとうば》（一〇三六〜一一〇一）が住んでいた処。だから、そもそも練功に向いているのではないでしょうか。これからも何回も行って練功をしたいと思っています。

さて、次は北戴河《ほくたいが》でしょうか。

北戴河は北京から東へ列車で五時間ほどの渤海湾《ぼっかいわん》に面した、いわば夏の避暑地です。その海岸に接した松林のなかに、有名な北戴河気功康復医院があります。かつて〝気功〟という名称の発案者である劉貴珍《りゅうきちん》氏がいて、近代医療気功の礎《いしずえ》を築いたとして高い評価を得ています。

私が初めて北戴河を訪れたのはいつのことだったかすっかり忘れてしまいましたが、実にひょんな理由からのことなのです。私の病院の漢方薬によるがん治療の基礎を築いてくれた李岩先生のご子息である李志剛《りしごう》さんの肝入りなのです。

李志剛さんはもともとは中医で、私の病院にも留学していたことがありますが、帰国後、何か期するところがあったのでしょう。新聞社に務めるようになります。新聞記者ということなのですが、おそらく医療とか養生とかの分野を担当していたのでしょう。

その彼が取材のため北戴河を訪れていたとき、たまたま私のことが話題になり、それならばということで、私を招いて、北戴河気功康復医院で小さな学術集会を開くことになったのです。私も北戴河には少なからず興味がありましたので、これに応じました。

日本からは調和道丹田呼吸法の小野章一《おのしょういち》さんをはじめ、私の友人たちばかり数名。迎えるは劉貴珍氏の娘さんである劉亜非《りゅうあひ》さん。劉貴珍氏の高弟の張天戈《ちょうてんか》さんなど。もちろん院長をはじめ医院のスタッフを挙げての歓迎でしたが、なかでも、よくお付き合いしたのが副院長で酒の名手の陶墨華《とうぼつか》さんでしょうか。北戴河以外からも、中国各地からはるばる参加した人々がどのくらいでしょうか。とにかく規模は小さくても立派な学術集会には違いありませんでした。

学術集会は、もちろんそれなりの収穫はありましたが、それ以上に興味を湧かせてくれたのが北戴河気功康復医院の存在そのものです。広大な松林のなかに十棟くらいの建物が点在している。スペースには十分な余裕があって、密集という感じはまったくない。

建物の外見は似ていて、それだけで区別が付きませんが、外来棟とか病棟とかに別れているらしく、午前十時頃にベルが鳴りひびくと、複数の建物から三三五五、患者さんが出てきて、松林のなかの定められた広場に集まる。そして劉亜非さんの指導で練功です。

澄みわたった青空に谺《こだま》する亜非さんのよく通る号令が今でも耳《みみ》に残っていま す。それとは別に、松林のなかの少し広くなったところに、いつも二人の青年が待機していて、ふらりとやってきた患者さんの求めに応じて、太極拳の指導をしているのも印象的でした。

北戴河のいいところは、決して時流に流されず、養生気功の伝統を、ごく自然な形で守っていることでしょう。当時、すぐ近くの泰皇島《しんのうとう》市に、今をときめく(当時)智能功の龐明《ほうめい》さんの基地があって、実際に松林のなかで龐明さんのグループが大挙して練功している場面を見たこともありますが、まったくわれ関せず焉《えん》を決め込んでいるところは、近代医療気功はここで発祥したのだという自負が感じられて、さすがは北戴河! と背中を叩きたくなったものです。

私は私で、劉貴珍さんの銅像の除幕式に参列した数少ない外国人のうちの一人であることを、これからも終生の誇りにしていきたいと思います。

【参考文献】

『白隠禅師法語全集　第四冊　夜船閑話』訳注芳澤勝弘
二〇〇〇年　禅文化研究所

『白隠禅師法語全集　第六冊　八重葎　巻之二』訳注芳澤勝弘
二〇〇〇年　禅文化研究所

『白幽子　史実の新探求』伊藤和男　一九六〇年　山口書店

『白隠の丹田呼吸法――「夜船閑話」の健康法に学ぶ』村木弘昌
二〇〇三年　春秋社

『夜船閑話』伊豆山格堂　一九八三年　春秋社

『白隠禅師　健康法と逸話』直木公彦　一九七五年　日本教文社

『写真紀行　日本の祖師　白隠を歩く』杉全泰・野木昭輔
一九九二年　佼成出版社

協力／松蔭寺（沼津市）
龍澤寺（三島市）
廣大寺（沼津市）
法輪寺（京都市）

写真撮影／田中一臣（序章）
杉全　泰（第二章）

装丁・本文デザイン／マッドハウス

ＤＶＤ企画編集／佼成出版社出版部
ＤＶＤ制作／ハニープラント

＊付録のＤＶＤは、図書館等での非営利無料の貸出しに利用することができます

帯津良一（おびつ・りょういち）
1936年生まれ。帯津三敬病院名誉院長、帯津三敬塾クリニック主宰。医学博士。日本ホリスティック医学協会会長。日本ホメオパシー医学会理事長。
1961年東京大学医学部卒業。東京大学医学部第三外科助手、都立駒込病院外科医長などを経て、82年埼玉県川越市に帯津三敬病院を開設。2000年には「楊名時太極拳21世紀養生塾」を設立するなど、西洋医学に中国医学や代替療法を取り入れた統合医学という新機軸を基に、ホリスティック医学の確立を目指しがん患者などの治療に当たっている。

Kosei shuppan

白隠禅師の気功健康法
――新呼吸法「時空」実践のすすめ

2008年8月15日 初版第1刷発行
2023年7月15日 初版第13刷発行

著　者　帯津良一
発行者　中沢純一
発行所　株式会社佼成出版社
〒166－8535 東京都杉並区和田2－7－1
電話 (03)5385－2317(編集)
(03)5385－2323(販売)
URL https://kosei-shuppan.co.jp/

印刷所　錦明印刷株式会社
製本所　株式会社若林製本工場

ISBN978-4-333-02336-3 C0015